In meiner Haut

Ingrid Bäumer hat 2010 in Köln die erste deutschsprachige Selbsthilfegruppe für Skin Picking gegründet. Sie hat wesentlich dazu beigetragen, im europäischen Raum ein Bewusstsein für Skin Picking zu schaffen. Gearbeitet hat sie u. a. als Kommissioniererin in einem Großlager, am Band in einer Lebkuchenfabrik und als Redakteurin einer Tageszeitung. Sie hat den Kongress BFRB Tage ins Leben gerufen und ist eine der Hauptorganisatorinnen dieser alle zwei Jahre stattfindenden Fachveranstaltung. Zurzeit ist sie Vorstandsmitglied im Skin Picking und Trichotillomanie e. V. Mehr zum Verein: www.bfrbs.de

Barbara Schubert ist Heilpraktikerin für Psychotherapie, ausgebildete Traumatherapeutin und Business Coach. Als ehemalige Betroffene arbeitet sie seit über 12 Jahren therapeutisch mit Skin-Picking-Betroffenen. Weitere Informationen unter: www.bs-coaching-therapie.de

Ingrid Bäumer (Herausgeberin und Autorin),
Barbara Schubert (Autorin)

In meiner Haut

Leben mit Skin Picking

Mabuse-Verlag
Frankfurt am Main

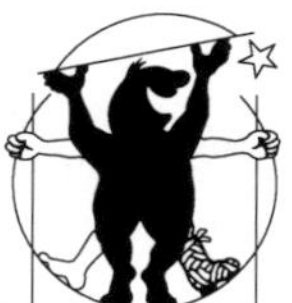

Bibliografische Information der Deutschen Nationalbibliothek
Die Deutsche Nationalbibliothek verzeichnet diese Publikation in der Deutschen Nationalbibliografie; detaillierte bibliografische Daten sind im Internet unter: http://dnb.dnb.de abrufbar.

Informationen zu unserem gesamten Programm, unseren AutorInnen und zum Verlag finden Sie unter: www.mabuse-verlag.de.

Wenn Sie unseren Newsletter zu aktuellen Neuerscheinungen und anderen Neuigkeiten abonnieren möchten, schicken Sie einfach eine E-Mail mit dem Vermerk „Newsletter“ an: online@mabuse-verlag.de.

4., aktualisierte Auflage 2025

Kasseler Straße 1 a
60486 Frankfurt am Main
Tel.: 069-70 79 96-22
Fax: 069-70 41 52
vertrieb@mabuse-verlag.de
www.mabuse-verlag.de
instagram.com/mabuseverlag
www.facebook.com/mabuseverlag

Satz und Gestaltung: Martin Vollnhals, Neustadt a. d. Donau
Umschlaggestaltung: Franziska Brugger und Nicola Weyer, Frankfurt am Main
Umschlagabbildung: „Covered in Pain(t)“ von Nina Eberhardt
Lektorat: Dr. Kathrin Volkmann, aarteks Text & Kommmunikation, www.aarteks.de
Druck: Stückle Druck und Verlag, Ettenheim

ISBN 978-3-86321-327-5

Printed in Germany

Inhalt

Vorwort der Herausgeberin zur 4. Auflage

Seit dem erstmaligen Erscheinen dieses Buches 2016 ist eine Menge passiert. Aufklärung und Forschung über Skin Picking haben große Fortschritte gemacht. Deshalb war es an der Zeit, dieses Buch für die 4. Auflage umfangreich zu überarbeiten. Das betrifft vor allem die Kapitel im vorderen Teil des Buches: Skin Picking ist – endlich! – auch im europäischen Raum eine eigenständige Diagnose. Und wir haben neue Erkenntnisse, wie weit Skin Picking und andere „körperbezogene repetitive Verhaltensstörungen" tatsächlich verbreitet sind!

Für Betroffene gibt es jetzt mehr Anlaufstellen. So hat sich die Zahl der Selbsthilfegruppen deutlich erhöht: Die nächste zu knackende Grenze ist die 20! Und seit 2023 gibt es einen Verein, den „Skin Picking und Trichotillomanie e. V." in Köln. Er versteht sich als Anlaufstelle für Betroffene, Forschende und Therapeuten in ganz Deutschland.

Den Teil mit den Bildern habe ich unberührt gelassen, die Geschichten der Betroffenen weitgehend auch. Denn das Gefühl, an Skin Picking zu leiden, ist zeitlos. Wenn ich Texte grundlegend gegenüber älteren Ausgaben verändert habe, sind sie mit „Aktualisiert" gekennzeichnet.

Ich danke allen, die mit ihrem ehrenamtlichen Engagement die Aufklärung über Skin Picking voranbringen. Was ihr macht, ist unendlich wertvoll: wenn ihr ein Treffen eurer Selbsthilfegruppe moderiert. Wenn ihr euer Gesicht in Social Media oder Fernsehbeiträgen zeigt. Wenn ihr euch von Journalisten interviewen lasst. Wenn ihr aktiv den Skin Picking und Trichotillomanie e. V. unterstützt, zum Beispiel bei der Organisation des Kongresses „BFRB Tage“. Und auch, wenn ihr einfach einen liebevollen Kommentar in einer Onlinegruppe postet.

Es gibt noch viel zu tun. Denn nach wie vor verstecken sich unzählige verzweifelte Menschen in ihren Zimmern. Immer noch fühlen sie sich allein mit ihrem Leid.

Aber wir sind das Gegenteil von allein: Wir sind Millionen!

Köln im Februar 2025,
Ingrid Bäumer

Vorwort der Herausgeberin

Jeden Tag tust du es. Wie von alleine wandern deine Finger ins Gesicht, zu deinen Schultern, zu deinen Armen und Beinen. Sie finden eine Unebenheit, beginnen daran zu arbeiten. So lange, bis die Unebenheit glatt gemacht worden ist. So lange, bis du eine Wunde hast.

Nein, nicht nur eine. Stundenlang stehst du vor dem Spiegel, gräbst in deiner Haut nach Pickeln und Mitessern – nach etwas, das du niedermachen kannst. Oder du tust es nebenbei, während du vor dem Computer oder Fernseher sitzt. Jedenfalls kannst du nicht damit aufhören, bis dieser innere Druck verschwunden ist. Bis du das Gefühl hast, dein „Auftrag", die Haut zu glätten, ist erfüllt.

Dann fühlst du Befriedigung, aber danach folgen unweigerlich Schuldgefühl und Scham. Schon wieder hattest du deine Finger nicht unter Kontrolle. Schon wieder sieht deine Haut aus wie zerbombt. Und wenn du ganz ehrlich bist, hat es dich auch irgendwie zufrieden gemacht auf eine kranke Art und Weise.

Du weißt: Bevor du nach draußen gehst, musst du dich wieder einmal stundenlang schminken. Dir kommt es vor, als würde jeder sofort sehen, was du mit deiner Haut angerichtet hast. Deshalb traust du dich auch oft gar nicht erst raus, bleibst gleich in der Wohnung. Vom Genuss des Sonnenbadens im Sommer hast du dich vor Jahren schon verabschiedet; selbst in der Julihitze trägst du lange Hosen und langärmlige Oberteile. Du bist gut darin geworden, Umkleidekabinen zu meiden – und alle Situationen, in denen jemand dich leicht bekleidet sehen könnte. Dein sozialer Austausch im

„echten Leben“ ist verarmt; neue Kontakte knüpfst du lieber über das Internet. Denn da musst du dich nicht mit Haut und Haaren zeigen. An manchen Tagen sieht deine Haut so schlimm aus, dass selbst die beste Schminke die Zerstörung nicht übertüncht. Dann meldest du dich notgedrungen von der Arbeit oder anderen Terminen ab – mit „Erkältung“ oder „Magen-Darm“.

Würdest du jemandem von deiner zerstörerischen Angewohnheit erzählen, hätte der bestimmt den weisen Rat parat: „Hör doch einfach damit auf!“ Das hast du schon zu oft gehört. Wem kannst du dich anvertrauen? Du hörst sie schon lachen: Pickel ausdrücken, das machen doch nur dumme Teenies, ist ja total pubertär. Aber warum kannst du immer noch nicht damit aufhören, obwohl du schon 30, 40, 50 Jahre alt bist?

Dass du eine psychische Störung hast, wusstest du nicht. Wie denn auch: Nicht einmal bei Ärzten und Therapeuten ist Skin Picking (auch „Acné excoriée“ oder „Dermatillomanie“ genannt) sehr bekannt. Keiner hat dir bisher geholfen, du wurdest alleingelassen mit einem Verhalten, unter dem allein im deutschsprachigen Raum mindestens eine Million Menschen leiden.

Wir alle, die zu diesem Buch beigetragen haben, wollen das ändern. Wir sind selbst Betroffene, wollen Skin Picking bekannt machen, damit niemand mehr im Stillen leidet und glaubt, er oder sie sei der oder die einzige Doofe auf der ganzen Welt, der/die die eigene Haut attackiert. Wir wissen: Es ist verdammt schwer, aber es gibt Wege, vom Knibbeln und Drücken wegzukommen.

Woher wir das wissen? Im November 2010 wurde in Köln die „Selbsthilfegruppe Skin Picking“ gegründet.[1] Im Lauf der Jahre haben wir – auch in den Internetforen – erlebt, wie Menschen lern-

1 Und im September 2023 der Verein „Skin Picking und Trichotillomanie e. V.“ (www.bfrbs.de).

ten, über Skin Picking zu sprechen, sich anderen Betroffenen anzuvertrauen. Und wie sie dann, langsam, unter vielen Rückschlägen, begannen, sich mit ihrem Verhalten auseinanderzusetzen und ihren ganz persönlichen Umgang damit zu finden.

In diesem Buch beschreiben Gruppenmitglieder ihren Lebensweg – mit (und endlich ohne) Skin Picking. Das Faszinierende daran: Obwohl es in unserem Verhalten viele Gemeinsamkeiten gibt, ist jeder Weg weg vom Skin Picking so individuell wie der Betroffene selbst. Diese Geschichten sind keine Blaupausen, die du über dein eigenes Leben legen kannst, um das Problem Skin Picking durch Nachahmung loszuwerden. Nicht alle Geschichten hier haben ein Happy End. Einige der Autoren stecken noch mitten in der Auseinandersetzung. Die Erzählungen sollen Anregung und Inspiration sein. Und Ermutigung: Ja, es ist möglich, sich endlich in der eigenen Haut wohlzufühlen!

Auch Angehörige und Freunde von Betroffenen sollten die Geschichten lesen. Nicht nur werden sie dann mehr Verständnis entwickeln. Sie finden darin auch direkte Tipps und Ratschläge, welches Verhalten wir uns von Nahestehenden erhoffen – aus erster Hand. Jede Geschichte ist einzigartig und von Bedeutung, auch deine. Die Auseinandersetzung mit Skin Picking kann zu einer Abenteuerreise werden, auf der du den wichtigsten Menschen deines Lebens entdeckst: dich selbst. Es lohnt sich, denn du bist schön!

Aber wer bin ich überhaupt, so etwas zu sagen?

Ingrid Bäumer, Jahrgang 1971, Herausgeberin dieses Buches und Skin Pickerin seit meiner Kindheit. Nach vielen verständnislosen Ärzten und mehreren – zumindest in Bezug auf Skin Picking – erfolglosen

Therapien gründete ich 2010 in Köln die erste themenbezogene Selbsthilfegruppe Deutschlands.

Ich weiß, ich werde bis an mein Lebensende nicht ganz aufhören können, meine Haut zu bearbeiten. Das ist meine Art, mit unangenehmen Gefühlen umzugehen. Doch nicht zuletzt dank der Selbsthilfegruppe habe ich gelernt, aktiv zu werden und mich nicht mehr machtlos zu fühlen. Dadurch hat mein Skin Picking so sehr abgenommen, dass es jetzt kaum noch ein Problem ist.

Zur Gliederung des Buches

Teil A enthält die wichtigsten Fakten zu Skin Picking und erklärt, was sich hinter dem Begriff BFRB verbirgt. Teil B widmet sich den persönlichen Geschichten von Betroffenen. Im Teil C seht ihr Bilder von anderen Betroffenen. Ich finde sie sehr inspirierend und hoffe, dass es euch auch so geht.

Teil D geht der Frage nach, was Selbsthilfe ist, wie sie funktioniert und was sie leisten kann. Wir zeigen Beispiele aus den USA und Kanada; die beiden Länder sind Europa weit voraus bei der Bildung von Selbsthilfeorganisationen für Skin Picking. Ebenfalls in diesem Teil stellt Barbara Schubert ihre Erfahrungen aus der therapeutischen Arbeit mit Skin Pickern vor. Als Betroffene und Therapeutin verfügt sie über eine wertvolle Perspektive. Zum Schluss liefern wir Tipps für den täglichen Kampf gegen Skin Picking – getestet und für gut befunden.

Ingrid Bäumer

Teil A: Daten, Fakten und Definitionen (aktualisiert)

1. Was ist Skin Picking?

Kurz gesagt, ist Skin Picking das krankhafte Kratzen, Zupfen und Drücken der eigenen Haut. Eine psychische Störung, die uns Betroffenen viel Scham bereitet und unser Leben oft massiv einschränkt.

Es gibt viele Namen dafür. Hier sind ein paar davon:
Dermatillomanie
Excoriation Disorder
Neurotische Exkoriation
Acné excoriée des jeunes filles
Pyschogene Exkoriation
Skinorexie ...

Warum haben wir uns für die Bezeichnung Skin Picking entschieden? Weil das unserer Ansicht nach der Begriff ist, der am wenigsten wertet. Denn er beschreibt in einer Sprache, die die meisten von uns verstehen, was wir tun: an unserer Haut herumdrücken, -zupfen und -kratzen. (Die meisten hier im Buch verwenden dafür auch das umgangssprachliche Verb „knibbeln".) Der Vollständigkeit halber müsste man ein „chronisches" oder „exzessives" oder „krankhaftes" davor setzen, um klar zu machen, dass das Bearbeiten und Pflegen der Haut über das normale Maß, „mal einen Pickel auszudrücken" oder „gelegentlich einen Mückenstich aufzukratzen", bei weitem hinausgeht. Aber das ist ja klar, sonst würden wir nicht darüber reden; daher lassen wir diese Präzisierungen einfach weg.

Häufig wird auch der Begriff Dermatillomanie oder Dermatillomania (in den englischsprachigen Ländern) verwendet. Er ist aus dem Griechischen hergeleitet und besteht aus drei Worten: Derma für Haut, tillein für ziehen und mania für Raserei, Wut oder Wahnsinn. Und hier haben wir – neben der Wortlänge – ein Problem mit dem Begriff „Manie", denn Manie gilt heutzutage vor allem als Teil einer bipolaren Störung (manische Depression). Damit aber hat Skin Picking überhaupt nichts zu tun. Zwar ist nicht ausgeschlossen, dass Skin Picker auch unter einer manischen Depression leiden. Es gibt viele Betroffene mit einer sogenannten Komorbidität, also einer weiteren psychischen Störung. Eben um das abzugrenzen, bevorzugen wir den Begriff Skin Picking.

Dasselbe gilt für eine Bezeichnung, den man hier und da noch finden kann: Acné excoriée des jeunes filles (in etwa: Schürfakne der jungen Mädchen). Urheber ist der französische Dermatologe Louis Brocq, der schon 1898 das Phänomen der Knibbelakne beschrieb, diese aber vor allem Mädchen und jungen Frauen zwischen 16 und 30 Jahren zuschrieb. Wie wir mittlerweile wissen, beginnt Skin Picking zwar oft in der Pubertät. Es kann aber auch vorher oder nachher erstmals auftreten. Und oft hört das Picking leider auch nicht auf, wenn die Akne zurückgeht. Aus der Kölner Selbsthilfegruppe kennen wir viele Betroffene über 40. Dieses Verhalten nur jungen Mädchen zuzuschreiben, ist irreführend, denn es verschwindet nicht „von selbst" mit zunehmendem Alter. Und vor allem: Nicht nur (junge) Frauen, auch Männer sind davon betroffen.

„Neurotische Exkoriation" ist ebenfalls ein etwas altertümlicher Begriff, zumal das Wort Exkoriation hierzulande nicht besonders geläufig ist. Es bedeutet „Abschürfung".

Seit Mai 2013 ist Skin Picking als eigenständige psychische Störung im „DSM-5" aufgeführt, dem Diagnosemanual der amerikanischen American Psychiatric Association (APA), die in Sachen Diagnoseentwicklung tonangebend ist. Eingegliedert ist Skin Picking in die Störungsgruppe „Zwangsstörungen und ähnliche". Kurioserweise ist Skin Picking hier wieder unter dem antiquierten Namen „Excoriation Disorder" zu finden, in Klammern wird erklärend „Skin Picking" hinzugefügt. Um die Verwirrung komplett zu machen: In der deutschen Ausgabe des DSM-5 wird es als „Dermatillomanie (Pathologisches Hautzupfen/ -quetschen)" bezeichnet.

Gut am DSM-5 ist, dass es Skin Picking auf fünf sehr aussagekräftige Diagnosekriterien herunterbricht:

A. *Wiederkehrendes Zupfen oder Quetschen an der Haut, was Hautverletzungen zur Folge hat*
B. *Wiederholte Versuche, das Hautzupfen/ -quetschen einzuschränken oder zu unterlassen*
C. *Das Hautzupfen/ -quetschen verursacht in klinisch bedeutsamer Weise Leiden oder Beinträchtigungen im sozialen, beruflichen oder anderen wichtigen Funktionsbereichen*
D. *Das Hautzupfen/ -quetschen ist nicht Folge der physiologischen Wirkung einer Substanz (z. B. Kokain) oder eines medizinischen Kranheitsfaktors (z. B. Skabies)*
E. *Das Hautzupfen/ -quetschen kann nicht besser als eine andere psychische Störung (...) erklärt werden" (2)*

Vielleicht habt ihr schon mal vom ICD-10 gehört. Das ist das aktuell gültige Therapiemanual der Weltgesundheitsorganisation. Sozusagen die „Diagnosebibel" für Mediziner, auch für Psychotherapeuten. Wer eine Therapie beantragt, muss zum Beispiel einen Diagnoseschlüssel verwenden, der sich aus diesem Buch ableitet. Bisher war Skin Picking dort nicht als eigenes Störungsbild aufgeführt, es wurde nur unter „Störungen der Impulskontrolle, nicht näher bezeichnet" geführt.

Erst seit Januar 2022 gilt „Skin-Picking-Störung“ weltweit als eigenständiger Begriff. Erst jetzt können Forschende wirklich maßgeschneiderte Therapien entwickeln und Therapeuten sie durchführen. Denn seit 2022 hat Skin Picking einen eigenen Diagnoseschlüssel in der „Internationalen statistischen Klassifikation der Krankheiten und verwandter Gesundheitsprobleme“ (kurz: ICD). Therapeutische Behandlungen, die es auch schon vorher gab, wurden oft unter dem Diagnoseschlüssel Trichotillomanie verbucht, denn den gab es in der 10. Ausgabe des ICD bereits. Oder Skin Picking wurde im Rahmen einer Behandlung anderer psychischer Erkrankungen, wie zum Beispiel einer Depression, mitbehandelt.

Als eigenständige Erkrankung kam Skin Picking im ICD-10 nicht vor. Erst die 11. Ausgabe der Klassifikation änderte das.[1] Vorbild der ICD-Autorinnen und -Autoren war das Diagnosemanual DSM-5 in den USA: Dort wurde Skin Picking bereits im Jahr 2013 als „Excoriation Disorder“ beschrieben. Interessant ist auch, dass das ICD-11 andere Verhaltensstörungen wie krankhaftes Haarezupfen, Lippenbeißen und Nägelkauen in einer Gruppe zusammenfasst: „körperbezogene repetitive Verhaltensstörungen“ (das ist übrigens die deutsche Übersetzung für den englischen Begriff „Body-Focused Repetititve Behavior Disorders“). Auch hier stand das DSM Pate.

In der Selbsthilfe taucht oft die Frage auf: Was bringt es uns Betroffenen eigentlich, dass Skin Picking jetzt in diesem dicken Buch drinsteht? Die Antwort: eine Menge! Zunächst einmal liefert es grundlegende Diagnosekriterien für Fachleute. Ärzte und Psychotherapeuten nutzen es, um eine Diagnose zu stellen und um Therapien anzuordnen, die dann mit der gesetzlichen Krankenkasse abgerechnet werden können. Wenn eine Erkrankung einen eigenen Diagnoseschlüssel hat, wird auch Forschung in diesem Bereich leichter bewil-

1 Wer weiterforschen will: Die Skin-Picking-Störung ist im ICD-11 unter dem Schlüssel 6B25.1 aufgeführt.

ligt. Und: Wenn ein Ding einen Namen hat, kann man dazu auch Statistiken führen, die dann zeigen, wie weit verbreitet dieses Problem wirklich ist.

Dass Skin Picking als Diagnose nun anerkannt ist, kann für Betroffene also nur eine gute Nachricht sein. Mit der eigenständigen Diagnose im ICD-11 wird sich das Wissen um Skin Picking schneller und leichter in der Fachwelt verbreiten. Für Betroffene wird es sehr viel einfacher sein, eine Therapie zu beantragen (von den langen Wartelisten einmal abgesehen!).

Kleiner Wermutstropfen ist die Einsortierung von Skin Picking: Es gehört im ICD-11 in die Obergruppe „Zwangsstörungen und verwandte Störungen", und das sehen viele Fachleute kritisch – sowohl in der Forschung als auch in der Selbsthilfeszene.

Ein Zitat aus einem Artikel von Prof. Dr. Jennifer Schmidt und Dr. Christina Gallinat verdeutlicht, warum:

„Gemeinsamkeiten mit der klassischen Zwangsstörung bestehen insbesondere in Bezug auf die stereotypen, repetitiven Handlungsabläufe des körperbezogenen Verhaltens, das zu dem in Reaktion auf einen inneren Drang stattfindet (...). Diesen Argumenten steht eine Reihe von Unterschieden in der Symptomatik der Störungsbilder gegenüber: Den BFRBs gehen üblicherweise keine zwangs- oder angstbezogenen Gedanken voraus. Dies ist explizit in der Beschreibung von Trichotillomanie und Skin-Picking-Störung festgehalten (...). Ein weiterer Unterschied besteht darin, dass BFRB im Vergleich zu Zwangshandlungen eher als ich-synton beschrieben werden und das Verhalten selbst häufig als angenehm und befriedigend erlebt wird in Bezug auf die stereotypen, repetitiven Handlungsabläufe (...)."[2]

---

2 Gallinat, Christina, Schmidt, Jennifer: „Trichotillomanie, Skin-Picking-Störung und andere körperbezogene repetitive Verhaltensstörungen und der ICD-11". In: Die Psychotherapie, Springer Medizin Verlag, 2024.

Zur Erklärung: Ich-synton bedeutet, dass man das Verhalten, zum Beispiel Skin Picking, als zum eigenen Ich gehörend erlebt. Das ist bei Zwangserkrankungen eher nicht der Fall.

Die Autorinnen des Artikels arbeiten noch eine Reihe weiterer Unterschiede heraus. Diskutiert wird in der Selbsthilfe auch, ob es Vor- oder Nachteile hat, in der Klassifikation unter Zwangsspektrumsstörungen subsummiert zu werden. Ein möglicher Vorteil wäre größere Sichtbarkeit – in der Öffentlichkeit und in der Fachwelt. Denn das Wissen über Zwangsstörungen ist inzwischen sehr weit verbreitet.

Doch das wäre nach Sicht der Autorin nur scheinbar der Fall. Wenn BFRBs als Unterform der Zwangsstörung gelten, besteht die Gefahr, dass ihre Besonderheiten nicht gesehen werden. Eine mögliche Folge: Behandlungsmethoden, die bei Zwängen helfen, werden ohne gründliche Erforschung auch auf BFRBs angewendet. Vielleicht nutzen diese Therapieformen, vielleicht aber auch nicht. Wenn nicht, hat die betroffene Person den Schaden. Das sollte also genauestens untersucht werden.

Wäre es nicht doch sinnvoller, gleich zu fragen: Welche Behandlungsmethoden helfen bei Skin Picking, Trichotillomanie und anderen BFRBs am besten? Denn diese Verhaltensstörungen haben sehr viel größere Ähnlichkeiten untereinander als Skin Picking mit Zwangsstörungen. Alle BFRBs vereinen Elemente von Sucht, Zwang, Selbstschädigendem Verhalten und Störungen der Impulskontrolle in sich. Laut einer 2024 veröffentlichten deutschen Studie[3] zupft, kratzt, knibbelt, beißt und drückt ein Viertel der Bevölkerung an sich herum. Und zwar nicht nur hier und da, sondern derart ausgeprägt, dass von einer Verhaltensstörung die Rede ist. Ein Viertel der

---

3 Moritz, Steffen, Scheunemann, Jakob, Jelinek, Lena et al.: Prevalence of body-focused repetitive behaviors in a diverse population sample – rates across age, gender, race and education. In: Psychological Medicine, 2024. Untersucht wurden 1.481 Probanden aus der allgemeinen Bevölkerung in Deutschland.

Bevölkerung! Ein Problem derartigen Ausmaßes hat wahrlich eine eigene Kategorie verdient.

Doch von solchen wissenschaftlichen Diskussionen einmal abgesehen – für (möglicherweise) betroffene Menschen bleibt die Frage: Wie finde ich denn nun heraus, ob ich unter Skin Picking leide?

Die folgenden sechs Fragen können dabei helfen, einer Antwort näherzukommen, wobei „knibbeln" hier für verschiedene Formen steht, die eigene Haut zu bearbeiten: kratzen, quetschen, reiben, drücken, Wundschorf abziehen etc., und zwar sowohl mit den Fingern als auch mit Werkzeugen wie Nadeln und Pinzetten.

1. Verursacht dein Knibbeln dir emotionales Leid?
2. Hält dich dein Knibbeln davon ab, unter Menschen zu gehen?
3. Hast du das Gefühl, wegen deines Knibbelns im Leben eingeschränkt zu sein?
4. Hältst du dein Knibbeln geheim aus Angst vor negativen Urteilen anderer?
5. Schämst du dich wegen deines Knibbelns, kannst aber trotzdem nicht aufhören?
6. Fühlst du dich wegen deines Knibbelns alleine?

Beantwortest du alle oder viele dieser Fragen mit einem Ja, dann spricht schon einiges dafür, dass bei dir Skin Picking vorliegt. Dennoch ersetzt diese Frageliste keine professionelle Diagnose. So kann es sein, dass die Pickel, die du aufkratzt, tatsächlich aknebedingt sind oder eine andere Hautkrankheit vorliegt. Das solltest du, falls noch nicht geschehen, bei einem Hautarzt abklären. Denn es besteht ja immerhin die Möglichkeit, dass du nach einer erfolgreichen medizinischen Hautbehandlung nicht mehr so viel knibbelst, weil es „nichts mehr zum Wegmachen gibt".

Möglicherweise ist Skin Picking individuell auch auf Drogenmissbrauch zurückzuführen. Kokain, Speed und Crystal Meth werden stark verdächtigt, Picking auszulösen. (3) Auch Medikamente gegen das Aufmerksamkeitsdefizitsyndrom (ADHS), die Methylphenidat enthalten, beispielsweise Ritalin oder Medikinet, sollen diese Wirkung haben. Methylphenidat wird nicht nur Kindern, sondern zunehmend auch Jugendlichen und Erwachsenen verschrieben.

Und schließlich ist es auch möglich, dass Skin Picking als Symptom einer anderen psychischen Erkrankung auftritt. Bekannt ist beispielsweise, dass viele Menschen mit Angststörungen, körperdysmorpher Störung oder Depressionen sowie bipolarer Störung auch unter Skin Picking leiden. Auch die Neurodivergenzen selbst, also z. B. ADHS oder Autismus, können mit Skin Picking einhergehen: In dem Fall nutzen Betroffene das Bearbeiten der eigenen Haut als „Stimming“ (selbststimulierendes Verhalten). Die genaue Abklärung kann nur ein Experte leisten: ein Psychiater oder Psychologe.

Aber auch wenn du keine offizielle Diagnose hast, bist du natürlich herzlich willkommen in jeder Selbsthilfegruppe zum Thema. Vom Austausch unter Betroffenen kannst du nur profitieren!

2. Zahlen, Daten, Fakten (aktualisiert)

Wie verbreitet ist Skin Picking?

Skin Picking betrifft weitaus mehr Menschen als man glaubt. Wer würde sich schon ausmalen, dass es allein im deutschsprachigen Raum nach den vorsichtigsten Schätzungen mindestens eine Million Betroffene gibt, von denen jede/r daheim im Kämmerchen sitzt, sich schämt und glaubt, er/sie sei mit diesem „Tick“ allein?

Wie verbreitet Skin Picking wirklich ist, lässt sich aus Studien nur bedingt ableiten. Einerseits muss man von einer hohen Dunkelziffer ausgehen, weil das Verhalten extrem schambesetzt ist. Daher ist zweifelhaft, ob Teilnehmer beispielsweise in Telefon-Interviews wahrheitsgemäß antworten, wenn sie nach Skin Picking gefragt werden. Oder ob sie es nicht möglicherweise trotz Anonymisierung der Tests leugnen. Ein Manko der meisten Studien ist auch, dass ausschließlich Studenten befragt werden. Diese spiegeln nicht den Durchschnitt der Bevölkerung. Dennoch sind Studien unverzichtbar, um zumindest eine ungefähre Vorstellung zu erhalten, wie groß der betroffene Anteil der Bevölkerung ist.

Eines der wenigen Beispiele für eine repräsentative Umfrage ist die Studie von der Forschergruppe um Nancy Keuthen aus dem Jahr 2010 (1). Sie befragte 2500 erwachsene US-Amerikaner. Von ihnen gaben 1,4 Prozent an, dass sie übermäßig ihre Haut bearbeiten und deswegen zum Zeitpunkt der Befragung sehr stark belastet und in wichtigen Lebensbereichen beeinträchtigt sind. Zehn Prozent der Befragten sagten, sie hätten in ihrem Leben schon einmal durch eigene Manipulation ihre Haut verletzt. Diese Studie diente offenbar als Grundlage der Angaben, die das Diagnosemanual DSM-5 macht: Dort heißt es, bei „1,4 Prozent oder etwas höher" liege der Anteil von Skin Pickern an der Gesamtbevölkerung.

Doch die Zahlen schwanken: So hatten S. L. Hayes und Kollegen (2) ein Jahr zuvor in einer Befragung herausgefunden, dass 19 von 354 befragten Amerikanern unter Skin Picking litten (etwa 5 Prozent). Laut einer weiteren US-amerikanischen Studie von Odlaug und Grant im Jahr 2013 (3), an der sich 1916 Studenten beteiligten, sind 4,2 Prozent der Befragten Picker, darunter deutlich mehr Frauen als Männer: 5,8 Prozent der befragten Frauen gaben an, ihre Haut in krankhaftem Ausmaß zu bearbeiten, hingegen nur 2 Prozent der Männer. So ergibt sich der Mittelwert von 4,2 Prozent.

Ähnliche Zahlen findet man bei deutschen Psychologiestudenten: Antje Bohne und Kollegen stellten fest, dass fünf Prozent der befragten Psychologiestudenten ihre Haut in behandlungsbedürftigem Ausmaß manipulieren (4). Der Frauenanteil unter den Skin Pickern liegt je nach Untersuchung zwischen 60 und 90 Prozent.

In welchem Alter beginnt Skin Picking?

Skin Picking kann in jedem Alter anfangen, schon in der Kindheit, bei Mückenstichen oder Verletzungen, die aufgekratzt und anschließend monatelang als Wunden am Leben erhalten werden. Doch der „Klassiker" und mit Abstand am häufigsten berichtet ist der Beginn in der Pubertät – wenn die Pickel sprießen. Diese geben permanenten Anlass, sich der Haut zu widmen, selbst wenn man ihr vorher noch nie Beachtung geschenkt hatte.

Eine weitere Station, die häufig den Beginn von Skin Picking markiert, ist das junge Erwachsenenalter: Der Stress in Studium und Beruf nimmt zu, viele wählen als Druckventil das Bearbeiten der eigenen Haut, der Nägel und Nagelbetten. Laut einer weiteren Untersuchung von Grant und Odlaug tritt Skin Picking auch überdurchschnittlich häufig im Alter zwischen 30 und 45 Jahren auf (5), möglicherweise auch vor dem Hintergrund starker beruflicher Belastung. Doch selbst nach dem Beginn der zweiten Lebenshälfte ist man nicht vor dem Knibbeln gefeit: In der Kölner Selbsthilfegruppe ist auch ein Mann, der erst im Alter von über 60 Jahren damit begonnen hat – kurz nachdem er in Rente gegangen war.

Skin Picking und andere psychische Störungen

Häufig leiden Skin Picker nicht nur unter krankhaftem Hautbearbeiten. Wenn mehrere psychische Störungen bei einer Person auftreten, spricht man von Komorbidität. Grant und Kollegen fanden heraus, dass acht Prozent aller zwangskranken Erwachsenen und 13 Prozent aller zwangskranken Jugendlichen zugleich an Skin Picking leiden (6). Besonders betroffen sind Menschen mit einer körperdysmorphen Störung. Betroffene beschäftigen sich fast ununterbrochen mit einem (meist eingebildeten) körperlichen Makel. 30 Prozent derer, die an einer körperdysmorphen Störung leiden, haben auch Skin Picking (7); eine andere Studie (8) kommt sogar auf 44,9 Prozent Patienten mit dieser Dopplung.

Weitere häufig vorkommende Komorbiditäten sind Süchte (Substanzmissbrauch), Ängste, Depression, bipolare Störungen, ADHS (25 Prozent) und Essstörungen. Und viele Skin Picker reißen zugleich zwanghaft ihre Haare aus: Odlaug und Grant ermittelten, dass 8,3 Prozent aller Skin Picker von Trichotillomanie betroffen sind.

Dass viele Skin Picker auch an anderen psychischen Erkrankungen leiden, belegt auch eine Diplomarbeit von Franziska Schmidt (9): Danach berichteten 50 bis 75 Prozent der befragten 202 Skin Picker, dass sie auch gleichzeitig die Kriterien mindestens einer anderen psychischen Erkrankung erfüllen. Wobei sich hier die „Henne-und-Ei-Frage“ stellt: Was war zuerst da, Skin Picking oder die andere psychische Erkrankung? Skin Picking kann eine Depression hervorrufen oder zumindest stark verschlimmern, zum Beispiel wenn die Folgen des Knibbelns die Lebensqualität stark beeinträchtigen. In anderen Fällen gab es zuerst die Depression, und die betroffene Person nutzt Skin Picking als ein (nicht funktionierendes) Mittel, um damit fertigzuwerden.

Skin Picking ist außerdem weit verbreitet bei Menschen mit bestimmten Entwicklungsstörungen. (10) Auch Kinder mit Entwicklungsstörungen haben ein höheres Risiko, mit Skin Picking anzufangen.

Welche körperlichen Risiken sind mit Skin Picking verbunden?

Auch wenn Dermatillomanie vor allem seelische Ursachen hat, birgt sie Gefahren für den Körper: Von den vielen kleinen Infektionen, die man sich im Laufe der Jahre selbst zufügt, entzünden sich einige stark. Weil Picker ständig mit ihren Fingern an der Haut sind und beim Knibbeln oft in eine Trance fallen, wird manchmal die Hygiene bei der Wundversorgung vernachlässigt. Betroffene berichten in Internetforen immer wieder von außer Kontrolle geratenen Wundinfektionen. Solche Abszesse, meist durch das Bakterium Staphylococcus aureus ausgelöst, können zu einer Blutvergiftung führen, wenn die Bakterien in die Blutbahn geraten.

Martina Kerscher, Professorin für Kosmetikwissenschaft an der Universität Hamburg, zählt in einem Interview mit „Spiegel online“ (11) Alarmzeichen eines Abszesses auf: Zuerst reagiert die Haut schmerzhaft auf Druck, sie rötet sich stark, wird wärmer und schwillt an. Die Symptome reichen bis zu einer Verschlechterung des Allgemeinbefindens. Ihre Empfehlung: zum Arzt gehen, der wahrscheinlich eine Antibiotika-Behandlung verordnen wird. Hoffentlich ist eine Behandlung mit Antibiotika aber nicht allzu häufig nötig. Denn die Einnahme von Antibiotika schadet dem Immunsystem und dem Magen-Darm-Trakt. Wiederholte Einnahme kann zur Bildung resistenter Bakterien führen. Wenn man sich dann wegen einer anderen Infektion in Behandlung begibt, wirken Antibiotika möglicherweise nicht mehr.

Betroffene berichten aber auch von Muskelverkrampfungen und Haltungsschäden. Wer stundenlang in Trance vor dem Spiegel steht – immer in der gleichen Pose, zum Beispiel eingedreht, um eine bestimmte Körperstelle zu erreichen – merkt nicht, dass er seinen Körper einseitig belastet. Vom Anspannen der Finger- und Armmuskeln beim immer wieder gleichen Knibbeln, Drücken und Zupfen können chronische Muskelverspannungen entstehen, vor allem in den Arm- und Handmuskeln.

3. BFRB: Was hinter dem Wortungetüm steckt (aktualisiert)

Body-focused repetitive behaviors (BFRBs) ist ein Sammelbegriff für alle chronischen Verhaltensweisen, mit denen eine Person wiederholt ihrem eigenen Körper Schaden zufügt. Es sind Verhaltensweisen, die wie krankhaft übertriebene Körperpflege wirken. Anders als bei selbstschädigendem Verhalten geschehen die schädigenden Handlungen jedoch ohne negative Absicht. Vielmehr glaubt der Betroffene, zumindest während er/sie Haut oder Haare bearbeitet, er/sie würde sich etwas Gutes tun. Man geht davon aus, dass die unterschiedlichen Verhaltensweisen durch einen ähnlichen impulsiven Drang ausgelöst werden. Der Impuls entsteht, wenn der Betroffene Angst (oder Wut, Langeweile ...) spürt. Mit der Handlung will er/sie dieses unangenehme Gefühl lindern. BFRBs sind also – so die These – unterschiedliche Versuche, mit dem gleichen Problem fertigzuwerden.

Welche BFRBs sind noch bekannt?

Etwa so weit verbreitet wie Skin Picking ist Trichotillomanie. Betroffene ziehen und reißen sich einzelne Haare aus. Bevorzugte Körperpartien sind das Kopfhaar, die Augenbrauen, Wimpern und Gesichtshaar. Es gibt viele Ähnlichkeiten und Überschneidungen zwischen „Trich" und Dermatillomanie (Skin Picking).

Trichophagie: Bei dieser Störung, die häufig als Unterkategorie der Trichotillomanie geführt wird, essen Betroffene ihr eigenes Haar. Einigen ist es auch wichtig, das Haar zu kauen, bevor sie es herunterschlucken. Das kann gefährlich sein, wenn sich Haare im Magen sammeln, miteinander verklumpen und die Verdauung blockieren. In manchen Fällen müssen die Haare chirurgisch entfernt werden.

Trichotemnomanie: Um Stress abzubauen, rasieren oder schneiden sich Betroffene ständig das Haar. Es ist eine bewusste Handlung, weil dazu Instrumente wie Rasierer oder Schere zur Hilfe genommen werden müssen. Dahinter steht vermutlich ein Wunsch nach Reinigung oder Perfektion. Damit spielt Trichotemnomanie auch in den Bereich Zwangserkrankungen und körperdysmorphe Störungen hinein.

Onychophagie: Eines der weitest verbreiteten BFRBs. Gemeint ist zwanghaftes Beißen an den Nägeln. Diese Störung ist teilweise sozial akzeptiert und wird oft als Angewohnheit bezeichnet. Wenn die Nägel bis zur Nagelhaut heruntergebissen werden, verursacht dies starke Schmerzen und manchmal Infektionen. Unter Betroffenen heißt dieses Verhalten kurz „Ony".

Dermatophagie: Auch „skin biting disorder" genannt, tritt häufig zusammen mit Onychophagie auf. Wer unter Dematophagie leidet, beißt an der Haut rund um die Fingernägel. Darunter leiden auch diejenigen, die zwanghaft von innen auf ihre Wangen oder auf ihre Lippen beißen (Dafür gibt es auch die Fachbegriffe Morsicatio buccarum/Morsicatio labiorum, oder in der Szenesprache „Morsi"). Durch das Beißen entstehen offene Wunden und im Mund Eiterblasen. Manche, die an Dermatophagie leiden, sind auch Skin Picker und fühlen den Zwang, an heilender oder verhärteter Haut zu knibbeln.

Rhinotillexomanie: Zwanghaftes Nasenpulen; sehr verbreitet bei Kindern, aber auch bei vielen Erwachsenen. Wer gewohnheitsmäßig in seiner Nase pult, muss deshalb noch lange kein BFRB haben. Problematisch wird es erst, wenn man seiner Nase immer wieder Schaden zufügt, so dass sie nicht abheilen kann – und wenn man nicht in der Lage ist, dieses Verhalten zu abzulegen.

Dermaphagie (Wundschorf essen): So wie bei Trichotillomanie und Trichophagie verhält es sich auch hier: Viele Skin Picker essen die Schorfstücke, die sie von ihren Wunden abziehen. (Nicht zu verwechseln mit Dermatophagie!)

Onychotillomanie: Betroffene fühlen den Zwang, an ihren Nägeln zu ziehen und sie gar ganz herauszureißen. Nicht zu verwechseln mit Onychophagie.

Abgrenzung

Viele Menschen, die eins dieser BFRBs haben, finden bei sich auch Züge anderer BFRBs. Das liegt daran, dass die Handlungen im Grunde denselben Impulsen entspringen. Es gibt viele ähnliche Verhaltensstörungen, die aber wissenschaftlich anderen Bereichen zugeordnet werden. Als wichtige Unterscheidung gilt hier: Das Verhalten mag das gleiche Ziel haben – Angst zu lindern –, doch das Verhalten ist nicht ein chronisches, sich monoton wiederholendes Bearbeiten des eigenen Körpers. Damit können Verhaltensweisen wie die folgenden gemeint sein:

- exzessives Bräunen („Tanorexie“)
- zwanghaftes Händewaschen und/oder Duschen
- Sucht nach plastischer Chirurgie
- exzessives Tätowieren/Piercen
- extreme Gewichtsmodifikation (Anorexie, Bulimie)
- zwanghaftes Training (Sport, Fitnesstraining)
- zwanghaftes Schneiden/Brennen

Auch wenn manches dafür spricht, BFRBs als verwandt mit Süchten anzusehen, gibt es Unterschiede. So wird das sich zwanghaft wiederholende Verhalten bei BFRBs nicht durch eine Substanz ausgelöst wie bei Alkoholkranken oder Drogenabhängigen. Man könnte stattdessen von einer Verhaltenssucht sprechen. Verhaltenssüchte sind beispielsweise Glücksspielsucht, Arbeitssucht, Sexsucht, Kaufsucht, Online-Sucht. Aber diese sind nicht direkt körperbezogen.

Die Übergänge zwischen den einzelnen Störungen sind fließend; auch in der Forschung sind die genauen Kategorien umstritten, zumal eine Person es mit mehreren Problemen zu tun haben kann – gleichzeitig oder im Laufe ihres Lebens.

Nicht alles in einen Topf werfen?

Im Sommer 2014 gab es in der Internet-Community (1) eine Auseinandersetzung darüber, ob es zulässig und sinnvoll ist, Skin Picking und Trichotillomanie „über einen Kamm zu scheren", indem man, statt einzeln über Skin Picking und Trich zu informieren, einen „BFRB awareness day" ausruft. Die damalige britische Trich-Aktivistin Rebecca Jane Brown kritisierte: „Dermatillomanie ist eine völlig andere Störung im Vergleich zu Trichotillomanie. Ich habe beides erlebt und weiß, dass es da krasse Unterschiede gibt." Ihre Befürchtung: Wenn die unterschiedlichen Verhaltensweisen in einer Kategorie (eben „BFRB") zusammengefasst werden, sind sie für Außenstehende nicht mehr voneinander zu unterscheiden. „Die Leute glauben, dass es das gleiche ist: dass Tricher an ihrer Haut reißen und dass Dermas ihr Haar ausreißen." Deshalb fordert Rebecca Jane Brown: „Wir müssen klarmachen, dass es sich um zwei unterschiedliche Dinge handelt."

Zusammenschluss macht stark

Demgegenüber vertrat die Kanadierin Angela Hartlin, bekannt durch ihr Selbsterfahrungsbuch „Forever marked" (2, siehe „Unsere Heldinnen") die Meinung: Derma und Trich voneinander zu trennen, würde den Wert vieler Forschungsstudien außer Acht lassen, die die große Ähnlichkeit der beiden Störungen bewiesen hätten. „Wir brauchen Forschung, um die Irrtümer aufzuklären, die es über beide Störungen gibt." Hintergrund dieser Auseinandersetzung ist noch ein weiterer feiner Unterschied: Für Zwangsstörungen und Süchte gibt es schon jetzt viel Hilfe in Form von medizinischer Behandlung und Selbsthilfegruppen. Für BFRBs gibt es Hilfe längst nicht in diesem Maße. Das liegt am mangelnden Bewusstsein, an zu wenig Forschung und Fortbildung der Ärzte in diesem Bereich. Organisationen wie TLC in Kalifornien gehen deshalb dazu über, nicht nur ihr Engagement für Trich, sondern für alle BRFBs zu betonen – um ein Bewusstsein zu schaffen, dass diese Störungen weiter verbreitet sind als man glaubt. „Indem wir die Ähnlichkeiten betonen, gewinnen wir", sagt Angela Hartlin. „Wir verschmelzen die Störungen nicht zu einer, sondern wir schaffen eine stärkere Community." Dadurch würden sich Gelegenheiten ergeben zu erforschen, wie gleich oder wie unterschiedlich sie sind. „Wir können gemeinsam die vorhandenen Ressourcen aufbauen."

In den USA hat man dieser neuen Sichtweise bereits Taten folgen lassen: Die große Nonprofit-Organisation „Trichotillomania Learning Center" (TLC) hat sich in „TLC Foundation for BFRBs" umgenannt. Daneben gibt es seit 2023 eine Vereinigung, die sich „BFRB Changemakers" nennt (bfrbchangemakers.org).

Auch in Deutschland haben sich einige Gruppen umbenannt, z. B. die Selbsthilfegruppe BFRB Köln (ehemals Skin Picking).

Europa hat Fortschritte gemacht

Nachdem wir die erste Selbsthilfegruppe Skin Picking im Jahr 2010 gegründet hatten, folgten ab 2015 weitere in Berlin, Braunschweig, München und anderswo – insgesamt sind es jetzt 19, soweit die Herausgeberin davon Kenntnis hat. Eine Liste mit Kontaktdaten gibt es im Anhang.

Seit September 2023 gibt es auch einen Verein: den „Skin Picking und Trichotillomanie e. V." mit Sitz in Köln. Er ist bundesweit aktiv und hat sich auf die Fahnen geschrieben, Betroffenen zu helfen, Selbsthilfe zu vernetzen, die Forschung und die Aufklärung zu verbessern. Obwohl nur Skin Picking und Trichotillomanie im Namen auftauchen, sieht sich der Verein als Anlaufstelle für alle BFRBs. Sie alle im Titel aufzuführen, wäre nur sehr unpraktisch. Mehr zu dem Verein unter www.bfrbs.de.

In Deutschland gibt es außerdem die Deutsche Gesellschaft Zwangserkrankungen (DGZ), die sich neben den klassischen Zwangserkrankungen auch mit sogenannten körperbezogenen Zwängen befasst. Damit sind BFRBs gemeint. Die DGZ versteht BFRBs als Zwangsspektrumsstörungen. Sie bietet Selbsthilfegruppen und eine Telefonsprechstunde zum Thema Trichotillomanie an. Außerdem verfügt sie über eine Liste von spezialisierten Therapeuten. Weitere Infos dazu unter www.zwaenge.de.

Teil B: Geschichten von Betroffenen

(= Name geändert)*

1. Katharina*: Nicht nur sauber, sondern rein. Eine katholische Mädchengeschichte

Ich bin als einziges Mädchen mit drei Brüdern in einem katholisch-konservativen Lehrerhaus der 60er und 70er Jahre aufgewachsen. Die Ansprüche meiner Eltern an uns Kinder waren hoch, aber da wir alle sie meistens relativ klaglos erfüllen konnten, waren keine Trimm- oder Paukexzessse üblich. Vielmehr wurde (meist) stillschweigend erwartet, dass wir sowohl die äußerlich sichtbare Schul- bzw. (später) Studienleistung erbringen als auch den moralischen Standard des katholischen Umfelds selbstverständlich einhalten. Darin war ich mit den Jungs gleich (oder besser). Ansonsten war die Hierarchie klar: Patriarchisch und kleinbürgerlich eingebaut, stand ich ganz am Fuß der Pyramide. Meine Brüder wurden zunehmend auch in wichtigen Dingen eingespannt, ich in weiblichen Handlangerarbeiten und Hausfrauenpflichten.

Mein Name, Katharina, heiße die Reine, zitierte mein Vater oft. Mir war nicht so genau bewusst, was meine Eltern damit für Erwartungen verbanden, nur, dass es erhebliche gab. Auch später wurde betont, dass Eltern Erwartungen an Kinder haben dürften (was mir ewig aufstieß). Ich vermute, dass das katholische Prinzip der Fehler- und Makellosigkeit in Schule und Familienumfeld für sie das erstrebenswerte Erziehungsziel bedeutete. Fehler zuzugeben war eine schwierige Sache in unserer Familie. Warum sollte man sich im alltäglichen Revierkampf unnötig schwächen? Bis heute fühle ich mich extrem klein und angreifbar, wenn ich eigenes moralisches Fehlverhalten im Nachhinein einsehe und darüber spreche. Immerhin begreife ich das inzwischen als charakterstärkend und kann das heute – auch mich entschuldigen.

Als kleines Mädchen habe ich Daumen gelutscht, auch wenn das Daumex-Zeug ekelhaft schmeckte. Hinterher war es umso gemütlicher: An das Gefühl der Geborgenheit mit mir kann ich mich erinnern. Als Schulmädchen habe ich Fingernägel abgezogen (nie gekaut). Ich bekam einen Ring versprochen, wenn ich es schaffe, damit aufzuhören. Ich habe es geschafft und war sehr stolz darauf. Als mein Geigenlehrer von mir verlangte, die Nägel kurz zu schneiden, wäre das fast der Anlass gewesen, die Geige aufzugeben.

Tanzstunden und Schönheitsgrade

Ich erinnere mich an die Tanzstundenzeit. Meine Brüder beurteilten meine Freundinnen nach bezifferten Schönheitsgraden. Mich kategorisierten sie eher ins untere Drittel. (Ich war überrascht, hatte ich doch gar nicht so ein schlechtes Urteil von mir selbst.) Mein erster Freund fand meine Nase zu groß und meinen Bauch zu dick und zu weiß. (Ich habe eine ganz normale Nase und einen ganz normalen Bauch.) Mitesser und Clearasil-Orgien waren täglich konkurrierende Begleiter. Natur-Peelings mit Sandanteil und stundenlang einwirkende Seife im Gesicht tilgten den Glanz auf Stirn, Nase und Kinn. Ich habe das nachmittags allein im Bad gemacht, unbeobachtet, mit irgendwie meditativem Charakter. Kosmetische oder hautärztliche Beratung hatte ich keine. Sind Schwestern einander bessere Beraterinnen?

Zu hässlich, zu weißbäuchig, zu dick: eine ganz normale Pubertätsgeschichte vermutlich. Was war dennoch anders? Wir hatten auf unserer von Nonnen geführten Mädchenschule einen neusprachlichen Zweig, da gab es die oberflächlichen Mädchen, die sich schminkten und Jungs trafen. (Niemand sprach aus, was die zusammen machten.) Wir waren in der Lateinklasse, besaßen kein Make-up, weil wir das als unecht und Maske verteufelten, strickten morgens, mittags und abends Baum- oder Schurwollpullover und diskutierten im Schullandheim über Moral, Gott und die Welt, über die Einheit von Körper, Geist und Seele und den wahren Sinn des Lebens. Für meine erste Bundfaltenhose und moderne Schuhe mit kleinem Keilabsatz, die meine Mutter mir spendiert hatte, bin ich von meiner Reli-Clique gemobbt worden. Die Welt war aufgeteilt in Äußerliches und Innerliches. Wer was auf sich zählte, gehörte auf die moralische Seite. Hübsche Frauen waren nahezu gleichbedeutend mit moralisch nicht integer.

Erste Zeichen auf der Haut

Ich erinnere mich, dass meine Eltern mir nach meinem ersten Semester anboten, noch einmal mit ihnen wie früher in Familienurlaub nach Dänemark zu fahren. Das hätte ich besser lassen sollen; ich war da herausgewachsen und sehnte mich nach Distanz und Freiheit. Aus diesem Urlaub stammen die ersten Fotos mit roten Flecken im Gesicht. Sicher hatte ich aber schon früher welche. Meine Mutter muss oftmals beobachtet haben, dass ich vor dem Fernseher oder beim Lesen meine Finger nicht aus dem Gesicht lassen konnte. Manchmal sagte sie zaghaft: „...musst nicht...". Vermutlich fühlte sie sich nicht in der Lage, darauf deutlicher zu reagieren.

Ich kann mich nicht erinnern, ob ich immer und durchgehend gepult habe. Es gab vermutlich gute und schlechte Zeiten. Wenn ich im Studium viel am Schreibtisch gesessen habe, konnte ich nicht mal kurz einen Liter Milch holen oder spontan die Tür aufmachen, wenn es klingelte. Das wäre zu peinlich gewesen. Als meine Vermieterin mal überraschend vorbeischaute, dachte sie, ich sei ernsthaft krank. Ich hatte vor dem Öffnen die rotgepulten Pickel nicht mehr überschminken können.

Ich entdeckte also relativ spät die Möglichkeit der kosmetischen Maske für mich. Auf den meisten Fotos sieht man deshalb: gar nichts. Ich weiß aber von vielen Fotokontexten, dass manche aus besonders schlimmen Phasen stammen, in denen ich mich stundenlang mit Pinzette und Alkohol vor dem Spiegel aufhielt – und mich vor dem Ausgehen perfekt schminkte. Künstlich wollte ich aber nie aussehen; da machte ich auch mal Kompromisse, z. B. wenn mich Freundinnen zum Sport abholten.

Ich habe probiert, mich selbst auszutricksen. Ich habe mich auf die linke Hand gesetzt und nur mit der rechten getippt. Aber ich hatte ja noch die Pausen, da waren die guten Vorsätze schnell dahin ... Ich habe mir am Schreibtisch Baumwollhandschuhe angezogen. Das ging ganz gut. Aber die innere Unruhe blieb, und wenn es gar nicht mehr ging, habe ich sie ausgezogen und bin ins Bad geschlichen.

Männer merken erst gar nichts

Wenn ich Männer kennengelernt habe, merkten die zunächst gar nichts. Ich habe meine eigenen Tricks entwickelt, damit ich einigermaßen gut und natürlich genug aussah, war aber kaum jemals komplett ungeschminkt. Überhaupt habe ich versucht, nicht in den Einheitsbrei von Frauenbewertungen reinzurutschen und mich über andere Werte zu definieren. Als allerdings ein Kommilitone, den ich als total unmännlich und unattraktiv empfand, zu mir sagte, wir beide hätten eben innere Werte, fand ich das gar nicht lustig. Auch intelligente Frauen müssen eben doch immer auch noch schön sein.

In längeren Beziehungen bin ich mit meinen Bestrebungen der konditionierten Außenansicht nachlässiger geworden. Nicht dass das heißen würde, dass ich weniger gepult hätte. Die Beziehungen waren auch nicht so, dass ich mir keinerlei Sorgen um meine Lebensplanung gemacht hätte. Auch beruflich war lange nicht alles in Butter. Ich habe mich nicht mit dem zufriedengegeben, was andere für die nächsten vierzig Jahre ihres Lebens ansteuerten, habe mich gegen sichere Arbeitsverhältnisse entschieden und schmerzensreich aus langen Beziehungen getrennt.

Verliebtsein bremst Skin Picking aus

Dann habe ich mich kurz nach der Trennung aus einer zehnjährigen Beziehung im Alter von 35 Jahren ganz überraschend verliebt. Und siehe da: Meine Haut war rosig und perfekt. Ich hatte es einfach nicht nötig zu pulen. Ich fühlte mich wunderbar, hübsch, angenommen, so wie ich war, und meine Freunde bewunderten oder beneideten meine Veränderung und mein Glück. In dieser Beziehung lebe ich heute seit über sechzehn Jahren. Es ist für uns beide die längste und wichtigste; das heißt aber nicht gleichzeitig, dass immer eitel Sonnenschein herrscht. Wir haben beide sehr genaue Vorstellungen, was wir gut und richtig finden im Leben, und vieles sehen wir anders als der Rest der Welt. Es gab schon viele Höhen und Tiefen, Zeiten der Arbeitslosigkeit, gemeinsame Umzüge, Träume, Hausbau, Trennungspläne. Aber da sind immer noch dieses deutliche Gefühl des gemeinsamen Wollens und Empfindens und das Wissen, dass wir ein gutes Team sind.

Manchmal gibt es stressige Zeiten, da arbeite ich viel und pule dennoch nicht. Ich weiß, dass ich Gutes leiste, und ich bin mir bewusst, dass das auch andere so sehen; meine Arbeit wird geschätzt, und ich werde dafür gut bezahlt. Ich mache mir vielleicht Gedanken über so manches, aber keine Sorgen, weder über Privates noch über das Altwerden (jetzt nach dem Tod meiner beider Eltern) noch über Geld. Ich habe so viele Freunde, dass ich es mir inzwischen leiste, nur noch die einzuladen, die ich wirklich gern sehen möchte. Das ist Luxus.

Dann kommt scheinbar Unwichtiges dazwischen, Details, Träume, Tendenzen in beruflichen oder privaten Kontexten, und ich fange wieder an, Zeit mit meinem Gesicht zu verbringen. Warum? Eine Phase des Runterkommens vor dem Schlafengehen z. B.: Ich glaube, ich schaffe mir damit einen Zeitraum der Beschäftigung mit mir und meinem Innenleben, wenn Fremderwartungen und Fremdbestimmung überhandnehmen. Ich sehne mich dann nach Freiheit und Distanz und Unabhängigkeit von dem, was ich nicht selbst in der Hand habe. Mein Leben selbst in der Hand zu haben, das ist mein Anspruch, aber wer kann das wohl wirklich von sich behaupten?

Bin ich Perfektionistin?

Wenn ich heute in den Spiegel gucke, sehe ich deutlich, dass ich keine Dreißig mehr bin. Mit Vierzig war ich eh' nicht gerade glücklich, heute mit Einundfünfzig habe ich viele Sorgen nicht mehr, die mich vor zehn Jahren sehr belasteten (Geldnot, familiäre Gefechte, Wohnungsenge, Rechtsstreite, mangelnde berufliche Orientierung). Ich sehe, dass ich nicht das kleine süße Weibchen bin, das Männern so ein pflegeleichtes Leben wie aus den Illustrierten verspricht. Ich ecke immer noch regelmäßig mit Chauvis an, die selbst Weibchen gewählt haben, die nicht widersprechen, und sich deshalb mit mir schwertun, wenn ich in einer Diskussion etwas zu sagen habe, was ihnen nicht gefällt, oder ihre Schwächen kennenlerne. Ich definiere mich meist anders als viele andere Frauen, nicht über Handtäschchen und neue Schuhe. Ich bin, was sich schrecklich arrogant anhört, gebildeter und höher qualifiziert als die meisten anderen Frauen – was das Leben allerdings keinesfalls leichter macht. In gemischten Gruppen finde ich mich meist in Männergesprächen wieder. Wenn ich in den Spiegel sehe, sehe ich Weibliches und Männliches: dunkle Härchen, wo sie nicht hingehören, zumindest nicht für eine hübsche, anschmiegsame Frau, Härchen auf Oberlippe und Kinn (wenn ich nichts mache, werde ich zum Nikolaus), dann auch noch frei wachsende Augenbrauen, die nicht so aussehen, wie meine Friseurin sagt, dass es sein muss, und immer noch Mitesser und Unreinheiten; es wimmelt von lauter Unperfektheiten.

Ein Studienfreund, dessen Diplomarbeit ich nach seinem Geschmack zu gründlich korrigiert hatte, hat mir mal Perfektionismus vorgeworfen. Ich war sehr überrascht und bin in mich gegangen, aber ich konnte mich nicht damit identifizieren. Ich habe halt alles so gut gemacht, wie ich konnte. Und viele haben sich daran gestört, dass ich Dinge besser konnte als sie. Ich habe erst spät gelernt, das nicht mehr als diskriminierend zu empfinden. Aber ich verstehe jetzt, dass ich als Teenie nie Teil einer Clique habe sein können, obwohl ich mir das doch so sehnlichst gewünscht hatte: Ich habe einfach nicht kollektiv und mehrheitstauglich genug empfunden. Ja, es gibt Themen, in denen ich gern professionell bin. Im beruflichen Kontext verachte ich Mittelmäßigkeit und Schlampigkeit. Als Freiberuflerin ist das meine Lebensgrundlage, besser zu sein als andere.

Ich möchte anders weiblich sein

Aber privat als Mensch bin ich gern leger und möchte auch gern unperfekt sein dürfen, weil ich sonst nicht auszuhalten bin für meine Mitmenschen, besonders für meinen Partner. Ich sehe nicht ein, dass ich nicht einfach anders und auf meine ganz eigene Art weiblich sein darf. Und ich möchte lernen, dass auch andere Menschen nicht perfekt sein müssen. Ich rege mich zu sehr über das auf, was nicht gut ist auf unserer Welt. Mein guter Vorsatz für das kommende und alle meine nächsten Lebensjahre: mehr Gelassenheit. In einem Psycho-Test Mitte Zwanzig habe ich für die Kategorie Gelassenheit die schlechtesten Werte (fast Null) gehabt; daran arbeite ich vermutlich mein Leben lang, damit das anders wird. Vielleicht schaffe ich es dann ja auch irgendwann, mich selbst so in Ordnung zu finden, mit allen aufkeimenden und wieder abklingenden Pickeln und frei wachsenden Härchen. Und Hauptsache, ich strahle für mich und meine Mitmenschen noch ab und zu ein Lächeln in die Welt. Dann ist alles gut. Mit der Welt und mit mir.

Nachtrag: Vitamin D

Ich habe übrigens festgestellt, dass die dunklen Monate (besonders mit zunehmendem Alter) die schlimmsten für mich sind. Ich versuche deshalb so oft wie möglich, ans Tageslicht zu kommen, und nehme im Winter auch Vitamin D ein. Die Ärzte finden das Quatsch, aber mir hilft's. Nächsten Winter will ich es mal mit einer Tageslichtlampe versuchen. (Das macht in Finnland jede Familie.) So findet man eben doch irgendwie seinen eigenen Weg ...

2. André*, 41 Jahre: Wie werde ich gut genug?

Es ist ein warmer Oktoberabend in Manhattan. Rainer, Birgit und Michael – meine vertrauten Freunde – sind gerade aus Deutschland eingeflogen, um mich zu besuchen und eine Woche in New York zu verbringen. Wir treffen uns auf der 67th Street Nähe Columbus Avenue. Ich gebe erst Michael meine Hand, werde von ihm herzlich umarmt. Dann umarmt mich Rainer. Doch ich bin an diesem Abend scheu. Obwohl ich Birgit normalerweise mit Umarmung und Küsschen begrüße, reiche ich ihr nur meine Hand und weiche sogar zurück, als sie mich umarmen möchte. Ich lächle meine Freunde an, wir freuen uns sehr über unser Wiedersehen, vergleichen unsere Erfahrungen mit Grenzkontrollbeamten bei der Einreise am JFK-Flughafen und lachen darüber. Nur Birgit wirkt etwas betrübt, aber bald schon entführen uns intensive Licht- und Klangimpulse in die spannende Großstadtnacht.

Die alte Wunde ist noch da

Mehrere Jahre später bei einem Treffen mit Birgit erinnern wir uns an die spannende New Yorker Woche. Sie möchte aber noch etwas loswerden. Bis heute hat sie diese Verletzung mit sich getragen, dass ich zu ihr damals so distanziert war. Wie konnte sie sich diese abweisende Haltung von mir erklären? Sie ist 20 Jahre älter und sieht nicht unbedingt fit und vital aus. Sie hat – trotz unserer langen und guten Freundschaft – mein Verhalten nur damit erklären können, dass ich mich als junger, sportlicher, erfolgreicher Investmentbanker ihrer Nähe schämte. Ich bin zunächst schockiert. Dann erzähle ich ihr meine Perspektive. Erst jetzt sehe ich klarer, auf welche Weise die Skin-Picking-Störung meine Interaktion mit Freunden und Kollegen jahrelang beeinflusste. Erst jetzt wird Birgit klar, wie stark mich diese Störung prägt und wie ernst meine gelegentlichen Erwähnungen von „Hautunreinheiten“ zu nehmen sind: Ich habe meine liebste Freundin nach einer interkontinentalen Reise zu mir nicht umarmen wollen, weil ich ihr die Annäherung an den ausgekratzten Pickel an meinem Kinn ersparen wollte – damit sie sich hoffentlich nicht vor mir ekelt!

Intensiver Konkurrenzkampf

Das Trainee-Programm an der Wall Street war spannend. Der dreimonatige Aufenthalt im coolen Philips Club, die Mitgliedschaft im Nike Sports Center, internationales Fußballkicken im Central Park, Ausgehen mit Freunden im Greenwich Village ... In der Woche vormittags Unterricht von renommierten Wirtschaftsprofessoren, zusammen mit anderen Absolventen von Elite-Universitäten, nachmittags dann praktischer Einsatz in unterschiedlichen Abteilungen der Investmentbank. Sogar die eher bescheidenen Gehaltseingänge erschienen nach vielen Jahren ärmlicher Studentenexistenz als großzügiger Reichtum, wenn man keine Miete zahlen muss.

Doch der Konkurrenzkampf ist intensiv, Trainees werden täglich geprüft und bewertet. Abends sitzen wir oft bis spät an den Hausaufgaben, an Wochenenden treffen wir uns zur gemeinsamen Vorbereitung in Projektgruppen. Nach ein paar Wochen kennt jeder Teilnehmer Stärken und Schwächen aller anderen. Ich schlage mich gut im Mittelfeld durch. Manchmal spüre ich anzügliche Blicke von Mädels aus dem Programm. Ich bleibe distanziert. Und ich schäme mich, an manchen Tagen sogar sehr. Vorne an meinem Kinn hat sich eine Hautinfektion ausgebreitet. Es juckt, ich kratze die Wunde aus. Jeden Tag. Jeden Morgen stehe ich auf und renne zum Spiegel – wie schlimm sieht es heute aus? Mit welchem Abdeckstift oder gar Pflastern versuche ich heute die Wunde zu kaschieren? Die Wundsalben halfen wieder nicht gegen das eigentliche Auskratzen. Sehr viel würde ich jeden Morgen dafür geben, schwänzen zu können und meinen Vorgesetzten nicht in die Augen schauen zu müssen. Ich wäre schon zufrieden, wenn meine Problemstellen zumindest nicht im Gesicht und nicht so sichtbar wären!

Manchmal fing ich an zu weinen

Mehrmals war ich kurz davor, das ganze Programm – und damit die Aussicht auf eine glanzvolle Karriere, auf ein erfülltes Berufsleben – einfach hinzuschmeißen. Ob ich dann von einem Wolkenkratzer auch in die Tiefe der New Yorker Nacht springen würde, um mich nach einem solchen Abbruch nicht vor der Umwelt und mir selbst als Totalversager zu fühlen? In solchen Momenten der inneren Trauer habe ich klar gespürt, wie mich eine auf Erfolg ausgerichtete Umgebung stresst.

Manchmal fing ich an zu weinen und überlegte mir, wie viel ich dafür geben würde, um mein Hautproblem los zu werden. Ich sagte mir, ich sollte willensstark sein und die unebene Hautstelle einfach nicht mehr anfassen – wie schwierig kann das schon sein? Ich hasste mich jedes Mal, wenn ich vor dem Spiegel stand oder mich selbst dabei erwischte, an einer frischen Kruste immer wieder zu kratzen. Trotz des starken Leidensdrucks in diesen Monaten gelang es mir, das Problem während der Arbeitsstunden zu unterdrücken, so dass ich das Trainee Programm relativ erfolgreich abschloss und als smarter Yuppie zurück nach Europa flog. Nach außen hin erfolgreich, im Inneren niemals gut genug.

„Sie sehen blass aus"

Mein Hautleiden fing während der letzten Prüfungsphase an der Uni an, etwa ein Jahr bevor ich nach New York gehen durfte. Während einer mündlichen Prüfung hatte ich mehrere ausgekratzte Pickel im Gesicht, worauf der Prüfer äußerte: „Sie sehen aber blass aus, erholen Sie sich gut." Die Kratzimpulse verstärkten sich insbesondere, während ich an der Diplomarbeit schrieb. Dabei hatte ich das Gefühl, die Materie nicht tief genug zu verstehen, mich nicht fleißig genug mit der Arbeit zu beschäftigen, vielleicht einfach nicht schlau genug zu sein. Ich erfüllte vorne und hinten meine eigenen Erwartungen nicht. Zum Glück hatte ich einen milden Professor, der meine Arbeit am Ende mit „1,0" bewertete – so schlecht war sie auch nicht. Aber eben trotzdem nicht gut genug für meinen Anspruch. Der Drang, Hautunreinheiten zu glätten bzw. zu beseitigen, mag in dem ebenfalls perfektionistischen Anspruch an meine Haut, mein Erscheinungsbild seinen Ursprung haben. Damals jedoch schrieb ich meine zum ersten Mal so sichtbar aufgetretenen Hautprobleme dem Prüfungsstress zu. Im Berufsleben, glaubte ich, werde doch alles schön und gut: Ich erhole mich nur im Urlaub, und ein toller Aufstieg im internationalen Finanzgeschäft wartet auf mich!

Neuer Stress, neues Skin Picking

Jedoch holte mich der Berufsstress bald ein, und das obwohl ich von meinen Aufgaben, Vorgesetzten und dem Unternehmen schlicht begeistert war. In den folgenden Jahren trug mich die Hoffnung, einen Hautarzt zu finden, der mir hilft, all die immer wieder auftretenden Hautunreinheiten – im Gesicht, an Oberschenkeln und Pobacken – auf einmal und für immer zu bekämpfen. Ich hätte doch kein Problem, wenn die Pickel erst gar nicht mal aufträten, bevor ich sie ausdrückte. Und nach zwei Wochen Urlaub, sowie bei viel Sport im Sommer, besserte sich mein Hautbild.

Ein Hautarzt empfahl mir ausgewogene Ernährung ohne Süßigkeiten, mit viel Obst und Gemüse. Zudem zeigte er, wie man sich selbst an der Hand schlägt, sobald diese eine Bewegung zum Pickel macht. Die Tatsache, dass meine Hautunreinheiten meistens zwischen Oberschenkeln und Gesäß entstanden, erklärte er damit, dass diese Hautstellen beim Sitzen auf dem Bürostuhl schwitzen, durch die Hose gerieben und kaum gelüftet werden. Wie wichtig eine gesunde, ausgewogene Ernährung sein kann, wusste ich bereits aus dem Familienumfeld. Es gelang mir trotzdem nicht, in Zeiten hoher beruflicher Anspannung das Verlangen nach Süßigkeiten zu unterdrücken. Als ich etwas an Gewicht zunahm, kam neben dem Selbsthass wegen meiner Haut noch der Selbsthass wegen meiner Figur hinzu. Weder Hautunreinheiten noch leichtes Übergewicht passten in das Bild vom perfekten Menschen, der ich sein wollte.

Nur Leistung zählt

Seit meiner Kindheit habe ich mich damit identifiziert, andere Menschen mit meinen tollen Fähigkeiten zu begeistern. Ich konnte gut Klavier spielen, ich war ein leistungsstarker Sportler, ich wirkte gebildet, einfühlsam und hilfsbereit. Ich wollte gemocht werden. Wenn mich jemand aus der schulischen oder beruflichen Umgebung nicht mochte, war das ein Problem für mich. Konflikte konnte ich nur schlecht ertragen. Als ich 20 Jahre alt wurde, kam meine gefühlte Attraktivität zu sonstigen positiven Eigenschaften hinzu – auf Partys bekam ich viele interessierte Blicke und Ansprachen sowohl von Frauen als auch von Männern. Oftmals dachte ich daran, dass ich erfolgreich, auf eine Weise perfekt sein möchte, gemocht und respektiert von den anderen ... Erst Jahre später fand ich während meiner Psychotherapie heraus, dass mir während all der Zeit ein gesundes Selbstwertgefühl fehlte und dass ich sehr stark auf die Bestätigung von außen angewiesen war.

Nach fünf Jahren in der internationalen Finanzbranche hielt ich es nicht mehr aus – beziehungsweise ich traf die Wahl, es nicht aushalten zu müssen. Ich fühlte mich krank und wollte genesen. Ich entschloss mich zur Kündigung, zum Umzug in eine neue Stadt, und plante ein oder zwei Sabbatjahre ein. Bald schon gab ich den Gedanken an eine Promotion auf und beschäftigte mich mit meiner Psyche, meiner Physis und meiner Haut.

Endlich loslassen

Der Stress hatte nachgelassen und ich fühlte mich so wohl wie nie zuvor. Meine Haut wurde zwar besser, aber Skin Picking kam hin und wieder vor. Weder meine Therapeutin noch ein Hautarzt konnten mich davon komplett befreien. Während der berufsfreien Zeit lernte ich aber einen neuen Umgang mit meiner Kratzangewohnheit. Ich schämte mich nicht länger, mit Hautunreinheiten unter die Leute zu gehen oder mit Freunden und Familie darüber zu sprechen. Ich wusste, dass es mal schlechtere, mal bessere Phasen gibt, und setzte mich nicht länger unter Druck, in jedem Moment reine Haut haben zu müssen. Ich gab mich öfter damit zufrieden, dass ich ein Date absagte oder eine Party verpasste, wenn ich mich in meiner Haut unwohl fühlte.

Noch einige Jahre später machte mich ein Freund auf das Buch „Die eigene Haut retten: Hilfe bei Skin Picking“ von Katharina Vollmeyer und Susanne Fricke aufmerksam. Dort fand ich den Verweis auf die Selbsthilfegruppe in Köln, die ich bald aufsuchte. Zudem konnte ich mich endlich mit dem frisch entdeckten Namen meiner Krankheit der Online-Recherche widmen und mein Leiden besser einordnen. Es war eine Erleichterung und eine Freude, sich mit anderen Betroffenen auszutauschen und die eigene Geschichte mit denjenigen zu teilen, die es aus eigener Erfahrung nachvollziehen konnten.

Zufrieden als Single

Derzeit verspüre ich kaum Leidensdruck wegen meiner gelegentlichen Impulskontrollstörung. Meine Haut im Gesicht ist meistens rein, dafür habe ich regelmäßig ein paar Stellen an den Oberschenkeln, die ich normalerweise einmal am Tag, vor dem Einschlafen, „bearbeite“. Ich bin seit mehreren Jahren zufrieden als Single – das hat mehr mit meinem Charakter und dem Wunsch nach Unabhängigkeit als mit potentieller Scham vor Nähe zu tun. Wenn ich gut in Form bin, mache ich gern mal mit dem einen oder anderen alten Flirt-Dates aus. Es macht mir aber nichts aus, auf Intimität eine Zeit lang zu verzichten, wenn es meiner Haut nicht so gut geht. Beruflich bin ich mittlerweile selbständig, habe vertraute Geschäftspartner und arbeite viel von Zuhause. Vielleicht habe ich mit einer leichteren Intensität von Skin Picking meinen Frieden geschlossen. Vielleicht wäre jetzt ein guter Zeitpunkt, um wieder darauf aufmerksam zu werden und an einer Genesung zu arbeiten, aber ich bin da etwas faul geworden. Mein Selbstwertgefühl stimmt eben, sogar wenn ich nicht perfekt bin...

Weil ich mich heutzutage endlich als gut genug empfinde!

3. Kiki*, 19 Jahre, Studentin: Wenn ich mal wieder verzweifle, nimmt er mich in den Arm

Geboren bin ich in einem kleinen Dorf in Bayern, studiere jetzt in Baden-Württemberg. Seit frühester Kindheit gab es starke Spannungen in der Familie: mein Vater Alkoholiker, der sich nicht um mich gekümmert hat, und meine Mama, die alles versucht hat, um mir ein gutes und schönes Leben zu ermöglichen. Zurückblickend kann ich heute sagen, dass ich mit etwa vier oder fünf Jahren angefangen habe zu knibbeln. Ich bin noch zu einer Zeit groß geworden, in der man als Kind mit Freunden auf der Straße gespielt hat. Daher hatte ich immer mal wieder aufgeschlagene Knie, im Sommer Unmengen an Mückenstichen und als Allergikerin auch immer wieder mal allergische Reaktionen in Form von Hautausschlägen. All diese Knubbel auf der Haut konnte ich nie in Ruhe lassen, ich hab alles immer wieder aufgekratzt. Zusätzlich hab ich mir meine Fingernägel bis aufs Fleisch eingerissen. Nicht gekaut, nein, ich hab gezupft, bis es geblutet hat.

Anfangs waren es nur die Fingernägel und die Mückenstiche. Richtig schlimm wurde es mit der Pubertät. Ich habe bereits mit zehn Jahren starke Akne bekommen. Damals war ich gerade von der Grundschule auf das Gymnasium gewechselt, alles war neu für mich, aus meiner Klasse kannte ich niemanden. Man kann sich vorstellen, wie Kinder in diesem Alter sind, nämlich ehrlich und direkt. Ich war die erste, die in die Pubertät kam, vor allen anderen. Und damit begann der Spießrutenlauf. Ich hatte mich nie mit Schminke oder ähnlichem befasst, daher ging ich weiterhin ungeschminkt in die Schule.

„Du Pickelfresse!"

So musste ich nun jeden Tag diverse Hänseleien ertragen, allerdings nie körperlich, sondern nur verbal. „Du Pickelfresse", „Wie traust du dich nur aus dem Haus zu gehen" oder „Pickelige Brillenschlange" waren Alltag und völlig normal. Ich wollte aber weder die Klasse noch die Schule wechseln. Also habe ich das ganze sechs Jahre lang durchgehalten, denn die Klassenzusammensetzung hat sich kaum verändert. Da die Angriffe nur verbal waren, haben die Lehrer nichts getan. Ob sie es nicht mitbekommen haben oder einfach nur nichts dagegen unternommen haben, kann ich bis heute nicht beurteilen.

Später war es voll der Terror, den mein Vater veranstaltete. Meine Mama hat sich von ihm getrennt, als ich neun Jahre alt war. Wir haben dann zu zweit gelebt. Sie hat mein Knibbeln von Anfang an als schlechte Angewohnheit abgetan und versucht, es zu unterbinden – jedoch ohne Erfolg.

Psychoterror vom Vater

Mein Vater war aggressiv, gewalttätig und – offen gesagt – psychisch gestört. Er hat danach alles versucht, um mir und meiner Mutter das Leben zur Hölle zu machen. Er hat ihr auf offener Straße und vor meinen Augen gedroht, sie umzubringen. Später hat er mich x-mal vor Gericht geschleift, er wollte mit Zwang durchsetzen, dass ich ihn zu festgelegten Zeiten an festgelegten Terminen besuche. Auf meinen Willen hat er nie geachtet. Unterhalt wurde nur nach gerichtlichem Beschluss gezahlt. Sämtliche Geburtstags- und Weihnachts-„Geschenke" waren an irgendwelche Bedingungen geknüpft, zum Beispiel dass ich ihn besuchen MUSS. Dabei hat er immer auf seine sogenannten Rechte bestanden. Dass er dabei aber auch Pflichten hatte, hat ihn nicht interessiert. Bis heute kämpfe ich für meinen Unterhalt, für die Mindestunterstützung, die er leisten muss, damit ich überhaupt studieren und mir mein Leben finanzieren kann.

Das Ganze hat natürlich nicht zu meinem Selbstbewusstsein beigetragen. Ich wollte diesen Makel an mir, diese hässlichen Pickel weghaben und hab angefangen, alle auszudrücken und aufzukratzen. Dass das alles nur noch verschlimmert, habe ich zwar rational begriffen, aber es trotzdem nicht geschafft aufzuhören, und das schaffe ich bis heute nicht. Die Akne wurde damals immer stärker; heute bin ich 19 und kämpfe immer noch damit. Ich hab alles versucht, um damit aufzuhören: Den ganzen Tag Baumwollhandschuhe tragen, Arme und Gesicht mit einer klebrigen Creme abgedeckt, um nicht zu knibbeln. Ich hab alle Cremes, Mittelchen und Waschcremes getestet. Nichts hat wirklich geholfen – wie sollte es auch, wenn ich die Haut nie in Ruhe lassen konnte.

Meine Notlösung: verstecken

Durch die Angriffe in der Schule hab ich mich zurückgezogen. Hab angefangen, mich zu schminken, was allerdings misslang, da ich keine Möglichkeit hatte, mit guten Tipps auch ein gutes Make-up hinzubekommen. Ich hab Sommer wie Winter Schals getragen, möglichst dick, um zumindest Kinn und Wangenpartie zu verbergen. Später habe ich eine Brille gekauft, mit dickem Gestell, um so viel wie möglich zu verstecken. Ich habe mich geschämt, wie ich aussehe. Und ich habe mich dafür gehasst, dass ich diese vermeintlich schlechte Angewohnheit einfach nicht loswerden konnte.

Meine Mutter hat mir immer auf die Finger geklopft oder meine Hände festgehalten, damit ich nicht kratze. Aber das hatte natürlich nur minimale Wirkung, schließlich konnte sie nicht 24 Stunden am Tag auf mich aufpassen. Später haben Freunde angefangen, mich zu „schlagen", also mir in die Seite zu knuffen, um mich vom Knibbeln abzuhalten. Denn ich habe das nicht immer bewusst vor dem Spiegel gemacht, nein, ich hab das gemacht, wenn ich in der Schule konzentriert gearbeitet habe, wenn ich gelernt habe, wenn ich ein Buch gelesen habe, oder auch wenn ich nervös war ... Es gab irgendwann keine Situation mehr, die mich nicht zum Kratzen brachte. Teilweise bewusst, teilweise unbewusst.

Bloß nicht auffallen!

Da mir von meinen Klassenkameraden verständlich gemacht worden war, dass ich einfach nur hässlich sei, war es umso mehr eine Qual für mich, Referate oder Präsentationen zu halten. Ich saß auch meistens am Rande oder in der hintersten Klassenzimmerecke, mein Gedanke war: „Bloß nicht auffallen!". Aber auch Situationen wie Prüfungen, das Kennenlernen von neuen, mir bis dahin fremden Menschen, unter vielen Menschen zu sein oder irgendeinen Termin wahrzunehmen, brachten mich in Nervosität, und ich begann zu kratzen.

Richtig schlimm wurde es vor vier Jahren, mit ungefähr 15 Jahren. Wir waren im Urlaub, und in der Unterkunft waren Bettwanzen. Die haben meine kompletten Arme zerstochen. Die Stiche hab ich natürlich auch aufgekratzt, hat ja gejuckt wie Wahnsinn. Und so hat das mit den Armen angefangen. Mittlerweile sind meine kompletten Arme von oben bis unten größtenteils offen. So habe ich angefangen, das ganze Jahr über langärmelige Sachen zu tragen. Egal wie brütend heiß es im Sommer war – ein leichtes Jäckchen war immer dabei. Das machte es umso schwerer, mit Freunden ins Schwimmbad zu gehen oder abends zu feiern. Schließlich war es warm, und jeder trug kurze Sachen, nur ich hatte die Arme immer bedeckt. Meine Arme, mein Gesicht, mein Dekolleté und mein Rücken sind bis heute mit offenen Stellen und Narben übersät.

Camouflage macht mich sicherer

Ich habe eine Narbencreme gefunden, die die Narben heller erscheinen lässt. Aber erst vor sieben Monaten hab ich etwas entdeckt, mit dem ich mich wohler fühle: Camouflage! Kein Make-up ist besser als das! Man kann es großflächig verwenden, es färbt nicht ab, und es entstehen durch das Verreiben keine Ränder! Seit ich das habe, trage ich auch mal kurzärmlige Sachen oder Ausschnitt. Mir ist klar, dass meine Narben immer sichtbar sein werden, aber sie sind nun mal ein Teil von mir und werden es immer bleiben. Langsam, aber stetig akzeptiere ich sie als gegeben und lerne, damit zu leben.

In der Zeit zwischen Abitur und Studium hatte ich eine entspannte Zeit, keinen Stress, der mich auf Trab hielt. Und das war auch die Zeit, in der viele Wunden verheilt sind und ich mal richtig gut aussah! Aber sobald das Studium angefangen hatte – neue Leute, neue Umgebung, erste eigene Wohnung –, war der Stress wieder da und damit auch das Kratzen. Die ersten Wochen sah ich nur noch schrecklich aus, schön langsam flaute das aber wieder ab.

Ich bin sehr perfektionistisch und genau, ich erwarte von mir selbst immer 110 Prozent, damit ich zumindest einigermaßen zufrieden mit mir bin. Ich glaube, dass das auch ein Punkt des Knibbelns ist. Ich will perfekt sein und auch so aussehen! Ich will diese Unreinheiten beseitigen, indem ich sie wegkratze. Dass das nicht funktioniert, weiß ich zwar rational, kann es aber nicht lassen.

Endlich gute Klassenkameraden

Allerdings muss ich sagen, dass über die Jahre alles besser geworden ist. Nachdem wir in der elften Klasse komplett durchgemischt wurden, hab ich Leute aus den anderen Klassen kennengelernt, die bis heute gute Freunde von mir sind. Über die Zeit habe ich mich ihnen langsam geöffnet, und sie waren anfangs wirklich schockiert, als sie meine Arme gesehen haben. Aber ich glaube, dass sie damals schon wussten, dass das nicht nur eine Macke war, sondern schon in den Bereich einer Krankheit ging. Sie haben sich daran gewöhnt, und wenn ich mit ihnen zusammen war, hab ich auch öfter mal etwas Kurzärmeliges getragen, weil ich wusste, dass sie mich nicht blöd anstarren würden, wie es so viele andere gemacht haben und es immer noch machen. Aber mit ihnen fühle ich mich wohl, das gibt mir Kraft und die Stärke, diese Blicke zu ignorieren.

Einen wirklichen Fortschritt habe ich erst gemacht, als ich meinen Freund kennengelernt habe. Er hat mich so akzeptiert, wie ich bin und mir immer das Gefühl gegeben, dass er mich als Mensch sieht und nicht nur meine „Hülle". Durch ihn bin ich mutiger geworden, habe mehr Selbstbewusstsein bekommen und hatte endlich das Gefühl, einfach ich sein zu dürfen. Seither traue ich mich immer öfter, ohne meine „Vermummung" aus dem Haus zu gehen. Wenn ich bei ihm bin, ist mir egal, wie viel Haut man sieht. Seine ganze Familie hat mich unglaublich herzlich aufgenommen, sowas habe ich noch nie erlebt.

Mein Freund erkennt mich wirklich

Mein Freund hat mal zu mir gesagt: „Du kratzt doch, weil du etwas anderes oder überhaupt mal wieder etwas spüren willst." Und ich kann bis heute nicht erklären, warum, aber er hatte so recht und hat mich damit echt berührt. Mit der Unterstützung von meinem

Freund hab ich mich sehr ins Positive entwickelt, ich fühle mich seither viel besser und auch weiblicher, da ich mich nicht mehr so verstecke wie früher. Das klingt vielleicht unglaublich kitschig, aber mit seiner Hilfe habe ich echte Fortschritte gemacht! Er hatte und hat kein Problem mit meiner Haut, wie sie aussieht oder sich anfühlt. Und wenn ich mal wieder verzweifle, ist er es, der mich in den Arm nimmt und sagt, dass ich schön bin, so wie ich nun mal bin. Und das ist wirklich eine große Hilfe.

Er war auch derjenige, der mir einen Link zu einem Artikel über Skin Picking geschickt hat. Als ich den gelesen habe und die Links dazu gesehen und auf die Seite von Skin Pickern gestoßen bin, hab ich angefangen, hemmungslos zu weinen. Es war die größte Erleichterung überhaupt zu wissen, dass meine vermeintlich schlechte Angewohnheit offiziell als Krankheit angesehen wird und ich damit auch nicht alleine bin! Bis dahin habe ich noch niemanden kennengelernt, der das Schicksal mit mir teilt. Seither fühle ich mich viel besser, weil ich mich nicht mehr für meine Macke verachte, sondern weiß, dass das ein Problem ist, das auch als Krankheit zählt.

Was ich Freunden und Angehörigen von Skin Pickern empfehle

Abschließend möchte ich den Angehörigen von Skin Pickern, Eltern wie Geschwistern und Freunden ein paar Anregungen geben. Meine Mama und einige meiner Freunde haben das Knibbeln als nervige und schlechte Angewohnheit abgetan und waren nur gereizt, wenn sie mich mal wieder davon abhalten mussten. Ich habe bis heute meiner Mama nicht gesagt, dass dieses Kratzen eigentlich eine Krankheit ist, weil ich weiß, dass sie das nicht verstehen würde. Sie sieht es bis heute als Überbleibsel meiner Kindheit an, und diese Ansicht wird sich wahrscheinlich nicht mehr ändern.

Ich bitte daher alle Menschen, die Skin Pickern nahestehen, sie mal vorsichtig und in einer ruhigen Minute darauf anzusprechen, ihnen die Internetseite (www.skin-picking.de) zu zeigen oder die Foren, in denen sie sich austauschen können. Aber bitte mit Vorsicht und auf keinen Fall mit Zwang oder Druck, denn das wird das Gegenteil bewirken, und die Betroffenen werden sich verschließen! Unterstützung und Verständnis ist das Wichtigste, was Skin Picker brauchen. Leider sind weder Therapeuten noch Ärzte mit dieser Krankheit groß bewandert. Oft kennen sie sie noch nicht einmal. Ich hoffe, dass sich das in den nächsten Jahren ändern wird, damit die Betroffenen schon viel früher diesen Aha-Moment und die Erleichterung haben über das Wissen, dass sie nicht alleine sind.

Nur gemeinsam können wir allen helfen, dass sich das Wissen über die Krankheit verbreitet und die Betroffenen nicht mehr in ihrer Isolation bleiben müssen!

4. Klara*, 26 Jahre: Mein Weg zur stationären Therapie

Ich bin Klara aus Köln, 26 Jahre alt und leide seit dem etwa 11. Lebensjahr an Trichotillomanie – dem Zwang, sich die Haare auszureißen. Trichotillomanie ähnelt in einigen Aspekten und Verhaltensmustern der Dermatillomanie, wenngleich es auf den ersten Blick nicht so scheint. Viele Jahre lang wusste ich nichts von diesen Erkrankungen und fand mein Verhalten sonderbar und „gestört". Ich habe mich sehr dafür geschämt und mich niemandem anvertraut, da ich mich selbst für mein Leiden verantwortlich glaubte. Irgendwann, so mit 20 Jahren, habe ich eher zufällig im Internet über diese Zwangserkrankung gelesen. Dadurch änderte sich vieles. Nicht schlagartig, aber der Stein war ins Rollen gebracht. Ich las mir Wissen an, erzählte meinen engsten Vertrauten davon, und schließlich entschloss ich mich zu einer Therapie. Denn ich hatte ohne Hilfe von außen bereits unzählige Misserfolge hinter mir, dem hartnäckigen Drang zu widerstehen.

Therapie: Keine gute Erfahrung

Es stellte sich zunächst als schwierig heraus, einen geeigneten Therapieplatz zu finden, da diese „Impulskontrollstörung" noch immer nicht zu großer Bekanntheit gelangt ist – auch nicht unter den Fachleuten. Ich informierte mich deshalb bei der Info-Stelle für Trichotillomanie nach „spezialisierten" Therapeuten und begann tatsächlich kurze Zeit später eine ambulante Therapie.

Leider musste ich dort schlechte Erfahrungen machen, denn nach ein paar Sitzungen schlief meine Therapeutin einfach ein. Dieser Vorfall nahm mir mein ganzes Vertrauen, und ich verlor zunächst jedwede Energie und Motivation, weiter nach einem Therapieplatz zu suchen. Ein paar Monate verstrichen. Ich hatte mal gelesen, dass die Betroffenen eine Art „Therapeutenodyssee" in Kauf nehmen müssten, bis sich ein Erfolg einstellen würde. Davor graute es mir. Ich wusste, dass auch die Möglichkeit einer stationären Therapie bestand. Diese erschien mir wesentlich erfolgversprechender. Nachdem mein Leidensdruck unerträglich geworden war, entschloss ich mich schließlich zu dieser Maßnahme.

So begann meine Suche nach einem stationären Platz

Im Folgenden beschreibe ich die notwendigen Schritte, die in meinem Fall erforderlich waren, um eine stationäre Therapie anzugehen. Ich weiß nicht, ob es der übliche Weg ist oder ob einige Kliniken die Anmeldeabwicklung anders handhaben, aber bei mir hat es bis zum jetzigen Zeitpunkt zum Erfolg geführt.

Zunächst rief ich erneut bei der Infostelle für Trichotillomanie an. Man half mir freundlich und kompetent bei all meinen Fragen weiter und gab mir ein paar Adressen von geeigneten Kliniken. Mit der Auswahl verschiedener Therapieplätze begann meine Recherche im Internet: Ich schaute mir jeweils die Websites der Kliniken an und las mir deren Therapieangebote durch. Dort erfuhr ich alles über die Aufenthaltszeit, den Therapieablauf und dessen Schwerpunkte. Kurzum, dort wurden überwiegend meine wichtigsten Fragen geklärt.

Nach dieser Recherche ließ ich einfach mein Bauchgefühl entscheiden und wählte die Klinik, die auf mich den besten Eindruck machte. Auf der Website dieser Klinik wurde ich komplett durch das Anmeldeverfahren geführt. Zu der Anmeldung gehörte:

- Eine ausführliche schriftliche Anmeldung via Online-Formular (Beweggründe für die Therapie, Vorbehandlungen, Wendepunkte im Leben, wichtigste Bezugspersonen etc.). Dafür brauchte ich etwa zwei Stunden.
- Eine Klinikeinweisung (ähnelt der typischen Überweisung) von einem Facharzt: z. B. Neurologen, Hautarzt, Psychiater (nicht Psychotherapeuten!). Die Einweisung hätte ich auch über den Hausarzt erhalten können, dann wäre aber zusätzlich ein medizinischer Bericht/Befund von ebendiesem nötig gewesen.

Die Dokumente konnte ich nachträglich einreichen. Nach der Online-Anmeldung wurde mir die Wartezeit mitgeteilt, in meinem Fall waren das sechs Monate. Dieser Zeitraum ist wohl üblich. In der Zwischenzeit informierte ich meinen Arbeitgeber, der zum Glück verständnisvoll reagierte.

Nächster Schritt: das Vorgespräch

Der nächste und letzte Schritt vor der Therapie wird ein persönliches Vorgespräch sein. Wie das im Detail verlaufen wird, weiß ich derzeit selbst noch nicht. Ich schätze aber, dass man sich dort ein Bild vom Schweregrad der Erkrankung bzw. dem Leidensdruck machen wird. Im Anschluss wird wohl die Krankenkasse von der Klinik informiert. 20 Tage nach dem Vorgespräch soll dann die Therapie beginnen, die vier bis zwölf Wochen dauern kann.

Es wird empfohlen – sofern nicht schon vorhanden –, sich schon während der Wartezeit einen Psychotherapeuten für die Zeit *nach* dem Klinikaufenthalt zu suchen, damit man nahtlos die Therapie fortsetzen kann. Andernfalls sei die Rückfallquote sehr hoch, weil man im gewohnten Umfeld schnell in alte Muster verfalle.

Ich bin guter Hoffnung, dass mir die Therapie helfen wird, und wünsche jedem von Euch, schnell den für Euch besten Weg im Kampf gegen Skin Picking zu finden.

5. Lina*, 29 Jahre: Bitte keine Belehrungen!

Ich bin Geschäftsleitungsassistentin und lebe in der Schweiz. Ein Auslöser von Skin Picking ist bei mir leider nicht klar definierbar. Ich war ein ganz normales, aufgewecktes, ja sogar gutaussehendes Mädchen, das Spaß am Leben hatte. Entsprechend gut versuchte ich diese Fassade aufrechtzuerhalten, wenn ich mich dreckig und unwohl fühlte in meiner Haut. Da ich erst mit 26 Jahren durch die Website www.skin-picking.de zum ersten Mal von Skin Picking hörte, war mir auch erst von diesem Moment an voll bewusst, dass es sich um eine psychische Störung handelt und nicht um Akne oder Unreinheiten an sich.

Diese Gesichtsschädigung über den Zeitraum von zehn Jahren (16 bis 26 Jahre) gehörte irgendwann fest zum normalen Tagesablauf. Wahrscheinlich ist es eine Mischung aus vielen Ursachen: unreine Haut in der Pubertät, familiäre Probleme, perfektionistische Ansprüche an sich selbst, Unsicherheit und so weiter. Wenn man mal ungewollt in den Strudel dieser Sucht kommt, wird es durch die Macht der Gewohnheit irgendwann enorm schwer, davon wieder wegzukommen.

Selbstschädigung und Scham

Nach einer solchen Prozedur der Selbstschädigung schämt man sich automatisch vor Freunden, Familie und dem Partner. Man sucht sich einen Weg, die Spuren mit Make-up so gut es geht zu verdecken, und vermeidet unnötigen Augenkontakt mit der Außenwelt. Dies kann dazu führen, dass man schneller isst, um die Familie bei der gemeinsamen Mahlzeit eher verlassen zu können. Man sucht sich auch die Kleidung der Stimmung entsprechend aus. Das heißt, eher unauffällig und grau. Denn sexy fühlt man sich nach einer Skin-Picking-Attacke sowieso mindestens die nächsten fünf Tage nicht. Ich persönlich bevorzuge an solchen Tagen sogar zuhause gedämpftes Licht und sehne einen schnellen Heilungsprozess herbei. Dabei wird alles andere unwichtig. Man ist selber davon überzeugt, dass man Verabredungen mit einer solchen Haut sowieso nicht genießen kann, und bleibt daher lieber allein.

Wenn ich mich unbeobachtet fühle

Das Ritual von Skin Picking spielt sich bei mir ausschließlich dann ab, wenn ich mich unbeobachtet fühle. Das ging morgens beim Aufstehen im Bad los und ging evt. in der Znünipause (Frühstückspause) oder nach dem Mittagessen weiter. Bei mir fängt der Zwang immer mit ein, zwei Unebenheiten vor dem Spiegel an. Wenn man es nicht in den ersten 30 Sekunden schafft, sich vom Spiegel loszureißen, verfällt man dieser Stimmung komplett. Es ist schwierig, den Gefühlszustand dabei zu beschreiben. Es ist quasi die Ruhe vor dem Sturm. Der Akt an sich ist irgendwie beruhigend, das Aufwachen danach aber dafür umso beunruhigender. Irgendwann verfalle ich wie in eine Art Gleichgültigkeit (Trance) und bemerke dann erst am Schluss der Prozedur, dass ich es geschafft habe, mein Gesicht mit wenig Grund komplett zu entstellen. Wenn dir dann die nächsten Tage beim Anblick deines verletzten Gesichts das Herzklopfen bis zum Hals steigt und du auch noch mit Bemerkungen oder Blicken anderer zurechtkommen musst, verstärkt das die Scham natürlich sehr. Natürlich muss man dann immer gut mit Make-up versorgt sein, um sich wieder unbemerkt unter die Leute zu mischen.

Abends haben die Finger freien Lauf

Heute beschränkt sich das Skin Picking bei mir ausschließlich auf den Abend und das heimische Badezimmer. Nachdem ich untertags in meinem Gesicht mit den Händen eine Unebenheit ertastet oder sogar im Spiegel gesehen habe, wird der Drang im Laufe des Tages immer größer, diese Stelle im Spiegel genauer zu betrachten. Irgendwann stehe ich dann also nach der Arbeit zu Hause vor dem Spiegel und kann nicht mehr widerstehen. Ich mache das also ganz bewusst und suche mir dazu eine Zeit aus, in der ich meine Ruhe habe, mein Partner noch nicht zuhause ist (oder im Garten oder vor dem Fernseher). Meistens habe ich noch Make-up drauf und beginne dann, das Zielobjekt zu beseitigen. Üblerweise bleibt es aber nie bei dieser einen Stelle. Die Hände wandern zu jeder weiteren Unebenheit, um sie zu bearbeiten. Meistens muss ich mich danach abschminken oder am liebsten gleich duschen, weil ich mich total unrein fühle. Nach Möglichkeit bleibe ich dann zuhause, weil ich auf meine frischen Wunden nicht wieder Schminke packen will.

Wenn mein Partner zuhause ist, wird einfach das Nötigste mit einem Abdeckstift verdeckt. Im Winter habe ich mich auch schon mal fünf Minuten lang nach draußen gestellt, damit sich die Haut in der Kälte schneller beruhigt.

Wenn ich hingegen alleine bin, beginne ich, meine Wunden zu versorgen. Um das Gesicht zu kühlen, habe ich schon Eisbeutel mit Handtüchern umwickelt. Danach kommt eine Wundheilsalbe drauf – und dann geht es schnellstmöglich mit einem Frotteehandtuch auf dem Kissen ins Bett. Man will in diesem Moment seine Tat so schnell wie möglich vergessen und abwarten, was der nächste Morgen bringt. Erst dann kann man selber einschätzen, wie lange nun die Heilung dauern wird. Erstaunlicherweise kennt man sich selber und seinen Hautzyklus irgendwann enorm gut.

Ich weiß zum Beispiel, dass während der Periode Unreinheiten bei mir viel besser auszudrücken sind als während des restlichen Monats. Es kommt dann wie gewollt der „gelbe Dreck" und nicht Blut oder etwa gar nichts. Diese Blindgänger, die kein gelbes Resultat auf der Fingerkuppe hinterlassen, sind am schlimmsten. Ich drücke dann so lange, bis ich ansatzweise etwas Gelbes erkenne, und erhalte durch sie meist die tiefsten Narben.

Rückfälle gehören dazu

Rückfälle gehören bei mir bis heute zur Hautgeschichte. Was genau die Auslöser für die Rückfälle sind, kann ich so wenig beantworten wie die Frage nach dem Auslöser für Skin Picking an sich. Ich bemühe mich aber und kenne ja mich und das Problem. Das ist die Hauptsache. Wenn ich über meine Rückfälle enttäuscht bin, erinnere ich mich an frühere schlimmere Zeiten. Dann erkenne ich insgesamt meine Fortschritte, was mich dann wiederum ermutigt, positiv in die Zukunft zu blicken.

Als ich von Skin Picking erfahren habe, habe ich begonnen, mit den Menschen in meiner Umwelt darüber zu sprechen. Erst mit meinem Partner, dann mit meiner Mutter und schließlich mit einigen Freunden. Jeder hat wohl bemerkt, dass irgendetwas mit mir nicht stimmt, und doch konnte es keiner so richtig einordnen. Wenn meine Haut einigermaßen in Schuss war und ich auch noch entsprechend geschminkt, fühlte ich mich wohl.

Kaum einer versteht es so richtig

Ich bin überzeugt, dass trotz großem Verständnis niemand in meinem Umfeld bis heute wirklich nachvollziehen kann, was dieser Zwang in schlechten Zeiten in mir auslöst. Die meisten Leute, mit denen ich darüber ernsthaft spreche, versichern mir, dass nur ich meine Haut als so schlimm empfinde. Schließlich drücken viele mal einen Pickel aus, und nur wenige Menschen haben eine Haut wie aus der Fernsehsoap. Damit mögen sie ja recht haben. Allerdings kennen mich meine Freunde und sogar meine Mutter seit Jahren nicht ungeschminkt. Und dass ich seit dem 18. Lebensjahr einen Pony trage, weil auf der Stirn zwei große Narben sind, haben sie wieder vergessen. Wirklich ernsthaft vergessen. Sogar mein Mann vergisst meine Problematik immer mal wieder. Ich habe ihm mal erklärt, dass es für mich im Bad wichtig ist, nur die Hintergrundbeleuchtung einzustellen. Trotzdem kommt es vor, dass er mir das Licht anstellt und fragt, warum ich denn im Dunkeln stehe.

Meine erste Erfahrung mit einem Hautarzt war leider sehr schlecht. Ich vertraute ihm meine ungeschminkte Haut an. Darauf verschrieb er mir ein starkes Aknemittel. Als ich ihm erklärte, dass es nicht nur Akne ist, sondern auch generell ein Knibbelproblem, gab er mir einen Tipp: Ich solle alle Leute in meinem Umfeld darauf aufmerksam machen, mich daran zu erinnern, die Hände aus dem Gesicht zu nehmen, wenn dies unbewusst der Fall ist. Ich erklärte ihm beschämt, dass ich das ja völlig bewusst und am liebsten unbeobachtet mache. Er war total erschrocken, verständnislos und meinte, dann müsse ich mich aber an der eigenen Nase nehmen.

Ein späterer Anlauf bei meinem Hausarzt verlief dann aber sehr verständnisvoll. Er nahm eine große Last von mir, indem er mich lobte, das Problem selbst erkannt und offenbart zu haben. Ich erhielt von ihm dann auch die Adresse eines tollen Hautarztes, der mich eine Weile begleitete.

Was mir hilft

Was mir gegen Skin Picking hilft: Ablenkung, gute Pflegeprodukte, zwischendurch Urintherapie (nähere Infos dazu auf skin-picking.de), gedämpftes Licht im Bad, eigene Regeln, Tagebuch führen.

Von Angehörigen wünsche ich mir Verständnis, dass man als Betroffene dem Zwang ausgesetzt ist und man das Knibbeln nicht mit dem Verstand auslöschen kann. Dass sie zuhören, wenn der Skinpicker das Gespräch will, nicht aber selber das Thema suchen. Falls es zur Knibbelattacke kommt und jemand dies als Außenstehender bemerkt, ist es am angenehmsten, wenn Angehörige möglichst selbstverständlich damit umgehen. Das heißt, keine Worte zum langen Bad-Aufenthalt, zum erneuten Schminken und auch möglichst keine sonstigen Fragen oder gar Belehrungen. Wohltuend ist es natürlich immer, wenn man von den Angehörigen gerade in Bezug auf das Aussehen gelobt wird. Damit meine ich nicht direktes Lob für die Haut, das könnte schiefgehen. Lieber für die Ausstrahlung, die Kleider oder die Haare. Denn dieser positive Umgang macht einem als Betroffenem bewusst, dass auch mit Handicap noch viele andere positive Faktoren von einem auf die Umgebung wirken.

Nachtrag: Hypnosetherapie

Vor einigen Monaten hat sich in unserer Familie etwas ereignet, das meine Belastungsgrenze bei weitem überschritt. Ich kam urplötzlich an einen Punkt in meinem Leben, wo ich täglich eine starke innere Unruhe hatte und mich selber nicht mehr spürte. Das führte dazu, dass alle meine Methoden gegen Skin Picking – mein Training, kurz gesagt, meine Ablenkungsmanöver, die ich mir in den letzten Jahren erarbeitet habe, nichts mehr taugten. Es kostete mich einfach zu viel Kraft, sie umzusetzen. Ich malte mir aus, wie schön es doch wäre, diesen Drang zum Knibbeln nicht zu spüren, statt ihm täglich mit allen Mitteln widerstehen zu müssen.

In der Vergangenheit konnte ich den Zwang nicht direkt einer psychischen Verfassung zuordnen. Jetzt in meiner Situation, während ich diesen unbändigen inneren Druck und diese große Unruhe verspürte, war das plötzlich anders. Das Skin Picking war akut wie nie zuvor. Doch ich bin skeptisch, was Sitzungen beim Psychotherapeuten angeht. In dieser anscheinend ausweglosen Situation kam mir die Idee, eine Hypnosesitzung auszuprobieren. Vielleicht könnte diese etwas Ruhe in mein Inneres und mehr Freude in meinen Alltag bringen, mehr Bewusstsein für mich selbst schaffen. Irgendwie war es für mich am logischsten, dass ein Problem, das im Unterbewusstsein entsteht, auch dort gelöst werden könnte. Denn dass dieser Drang stetig im Unterbewusstsein schlummerte, war mir klar. Sonst könnte man ihn ja viel besser mit dem Bewusstsein beziehungsweise mit einer bewussten Entscheidung abschalten.

Die beste Entscheidung meines Lebens

Es stellte sich heraus, dass die Entscheidung zur Hypnosetherapie wohl die beste meines Lebens sein sollte. Ich lernte, dass Hypnose nichts Geheimnisvolles ist und schon gar nicht etwas, wovor man Angst haben muss. Jeder Mensch erlebt auch im Alltag immer mal wieder solche Momente der Hypnose, was nichts anderes bedeutet als tiefere Entspannung. In einem körperlich und mental entspannten Zustand lässt sich das Unterbewusstsein viel besser ansprechen. Das heißt, man nimmt Gefühle intensiver wahr und damit zusammenhängende Therapielösungen viel effizienter auf. Auch Spitzensportler arbeiten übrigens mit Mentaltrainern.

So viel zu meiner Überzeugung. Nun zu dem, was dann passierte: Die Hypnosetherapie zeigte mir auf, dass eigentlich immer dasselbe Gefühl diese undefinierbare innere Unruhe in mir auslöst. Ich musste also nicht an diversen Lebensgeschichten arbeiten, sondern nur an einem Gefühl. Bei mir war es das Schuldgefühl. Nach der ersten Therapiesitzung wurde mir zum erstenmal im Alltag bewusst, wie oft ich an Schuldgefühlen leide. Scheinbar habe ich diese unterdrückt, und so kam es zu diesen Skin-Picking-Symptomen. Irgendwo musste der innere Druck hin. Erster Schritt war also, sich im Alltag diesen Gefühlen bewusst zu stellen, sie zuzulassen, fließen zu lassen und zu beobachten, was sie mit einem anstellen.

Durch weitere drei Hypnosesitzungen verschwanden diese Schuldgefühle nach und nach. Ich entwickelte einen gesunden Egoismus, lernte mir selbst zu vertrauen, liebevoll mit mir umzugehen und erkannte, wieviel positiven Handlungsspielraum dies meinem Leben plötzlich gab. Das Ergebnis ist nun, dass ich seit vier Monaten, also seit Beginn der Hypnosetherapie, keine Knibbelattacke mehr hatte! Nicht weil ich mich unter Kontrolle hatte. Nein, der Zwang ist weg!

6. Majda*, 20 Jahre: Neue Wege gehen

Ich stamme aus Süddeutschland, studiere momentan noch wild, was mir Spaß macht, da alle meine festen Zukunftspläne nicht auf Anhieb geklappt haben.

Es fällt mir schwer, die genauen Ursachen für Skin Picking bei mir zu definieren, da sie nicht leicht zu fassen sind und ich das Gefühl habe, dass alles ganz tief in mir steckt. Ich habe als Kind auf jeden Fall meine Eltern nachgeahmt und habe ganz konkrete Bilder vor Augen, wie sie selbst vor dem Spiegel standen und Unreinheiten entfernt haben. Ich weiß nicht, inwieweit das Picking von mir aus angefangen hat und inwieweit ich von außen beeinflusst wurde. Da ist zum einen meine extreme Wahrnehmung und mein Ekel vor Unreinheiten auf meiner Haut und der überwältigende Drang, meine Haut zu bearbeiten, selbst wenn mein Kopf sich einschaltet und ich weiß, dass ich es bereuen werde. Dazu kommt mein unglaublich schlechter Umgang mit Stress, meine viel zu hohen Erwartungen an mich selber, meine Angst vor unberechenbaren Dingen, mein verzerrtes Selbstbild, mein Wunsch allen gefallen zu wollen und von allen anerkannt zu werden, und das ständige Bestreben, meine positive Fassade aufrechterhalten zu wollen. Konkrete Auslöser sind beleuchtete Spiegel, die mir vor Augen führen, welche Stellen mich stören, perfekte Haut von anderen, mit der ich mich vergleiche, und das Nachspüren von unebenen Stellen. Ich möchte meine Haut niemals zerstören, sondern sie „perfekt“ machen, alle Unreinheiten beseitigen und Unebenheiten entfernen.

Mein Kopf isoliert mich

Ich bin oft unter Menschen und Freunden, die nicht von meinem Skin Picking wissen. Sie sehen in mir wahrscheinlich jemanden, der sehr offen und herzlich ist, immer gut drauf und eine positive Ausstrahlung hat. Nein, ich war nie isoliert, aber mein Kopf isoliert mich. Ich denke dann zum Beispiel „So kannst du doch heute nicht zu dem Treffen gehen, was werden die denn denken?“ Ich habe es aber geschafft, mir in letzter Zeit immer wieder einen positiven Tritt zu geben und trotz aller Ängste, Zweifel und Bedenken Treffen wahrzunehmen, also Verabredungen einzuhalten, selbst wenn alles in meinem Kopf sich dagegen wehrt und ich mich von Zeit zu Zeit gerne isolieren würde, weil es einfacher ist. Natürlich ist es das nicht, soziale Isolation muss schrecklich sein und macht das Leben sicher zur Hölle.

Ich schäme mich, wenn ich offene Stellen auf meiner Haut habe und diese nicht mehr mit Make-up verdecken kann. Ich schäme mich, wenn mein Gesicht aussieht, wie wenn ich von einer Horde Bienen attackiert wurde, weil alles rot und verquollen ist. Früher habe ich mich dafür geschämt, dass ich nicht „stark“ genug bin, um diesem Drang zu widerstehen.

Ich bin nicht allein!

Das Gefühl der Scham fühle ich zum Glück nur noch selten, seitdem ich weiß, dass ich weiß Gott nicht alleine mit diesem Problem bin! Ich bin noch immer unsicher, wenn ich über Skin Picking rede und versuche zu erklären, was ich da mache und warum das ein Problem für mich ist. Ich schäme mich dafür, dass für Außenstehende diese Kleinigkeit „Ich kratze und drücke an meiner Haut“ in meinem Leben eine so große Rolle spielt. Ich schäme mich auch manchmal dafür, dass ich es mir ja selbst antue, dass ich es ja im wahrsten Sinne des Wortes in der Hand habe! Wenn dann jedoch der Drang so unfassbar groß ist oder es wie aus dem Nichts passiert, schäme ich mich nicht mehr dafür. Ich kämpfe an so vielen Tagen, wenn es doch wieder passiert, dann kann ich immer noch stolz auf all die erfolgreichen Momente sein!

Trance vor dem Spiegel

Wenn ich in eine Art Trance verfalle, dann passiert das meistens vor dem Spiegel. Es ist ein Zustand, aus dem ich mit reiner Willenskraft nicht mehr rauskomme. Ich fühle mich wie gebannt, wie gelenkt, alles geschieht automatisch, die Suche nach weiteren Stellen, das erneute Aufdrücken offener Stellen. Ich nenne das meistens Flächenbrand, weil ich dann einfach keine einzige Pore mehr verschone. Ich vergesse die Zeit und stehe wie neben mir. Während dieser Trance sind in meinem Kopf Stimmen, entweder laufen

Gesprächsfetzen ab, die mich beschäftigen, oder nach einiger Zeit Sätze wie „Hör auf! Hör verdammt nochmal auf!!!" Das nützt aber alles nichts. Erst wenn ich wieder etwas spüre, wenn alles brennt oder überall Blut ist, tauche ich wieder auf. Manchmal werde ich auch abrupt aus diesem Zustand herausgerissen, weil jemand plötzlich in die Wohnung kommt oder an die Badezimmertür klopft: „Was machst du denn? Brauchst du noch lange?" Dann kommt wieder Leben in mich, ich werde hektisch, suche verzweifelt nach einer Lösung, das alles zu verdecken, mich nicht zeigen zu müssen, und werde mir erst dann richtig bewusst, was gerade passiert ist.

Schminken und überschminken

Meine Rituale waren hauptsächlich auf das Schminken konzentriert, da ich mich niemals zeigen wollte ohne Schminke. Wenn ich dann alleine war und unter der Schicht sich neue Unreinheiten gebildet hatten, musste ich diese entfernen, mich danach erst abschminken, um mich dann wieder zu schminken. Das war verrückt, aber Alltag. Es ist eine Überwindung für mich, ein weiteres Ritual, das ich unbewusst mache, aufzuschreiben: Ich sammle den ausgedrückten Talg und reibe ihn zwischen den Fingern und schmiere ihn auf meine Lippe. Meist esse ich auch Krusten von den Narben. Das hört sich widerlich an, und es gruselt mich, wenn ich das lese, aber es gehört zu meinen Knibbelritualen.

Ich habe viele Narben auf meinem Körper. Mir ist klar, dass ich sie stärker wahrnehme, da ich zu vielen Narben die verschiedenen Zustände der Wunden im Kopf habe und sie mir somit noch immer sehr ins Auge stechen. Bis jetzt ist jede Wunde wieder verheilt, auch wenn es Wunden gibt, die ich über lange Zeit immer wieder aufgekratzt habe. Ich habe unzählige weiße Narben, vor allem auf den Schultern und auf dem Rücken und viele, viele kleinere und mittlere im Gesicht, die meistens rot sind, wenn ich sie nicht überschminke. Ich bin froh, dass sich manche Stellen relativ beruhigt haben, wie zum Beispiel meine Stirn, obwohl ich mit 13 Jahren richtige Krater auf der Stirn hatte.

Rückfälle sind wie Seitenstechen

Rückfälle sind wie Seitenstechen: Sie kommen immer wieder und bringen mich von meinem Weg ab, auch wenn ich noch so gut dabei war. Zwar trainiere ich es, meine Haut in Ruhe zu lassen, meinen Drang gering zu halten und mich abzulenken. Wenn dann jedoch wieder ein Rückfall dazwischenkam, muss ich mich erst einmal wieder sammeln und nach Luft schnappen. Denn meist reiht sich Rückfall an Rückfall, und ein regelrechter Teufelskreis beginnt. Nach einem Rückfall, unabhängig davon wie groß oder klein die Wunden sind, bin ich erst einmal am Boden. Es fühlt sich jedes Mal wie Versagen an, wie ein Aufgeben, ich bin enttäuscht von mir, es kommt Wut auf, Unverständnis, Abneigung mir selbst gegenüber, meine Selbstakzeptanz ist weg, ich fühle mich widerlich, hässlich, unausstehlich. Ich zähle mittlerweile kleine Kratzanfälle nicht mehr zu den Rückfällen, die mich aus der Bahn werfen. Es vergeht kein Tag, an dem ich nicht irgendwo etwas aufkratze, aber ein Rückfall bedeutet für mich, dass ich die Kontrolle verloren habe – aus welchem Grund auch immer, ob es durch einen auslösenden Faktor hervorgerufen wurde, oder unbewusst: Plötzlich ist es passiert. Es fühlt sich nach einem Rückfall immer an, wie wenn ich in mein persönliches schwarzes Loch fallen würde.

Kann ich mich meinem Partner so zeigen?

Ich habe bis jetzt nur sehr verständnisvolle Partner gehabt, die mich mit dieser Eigenschaft angenommen haben, und darüber bin ich sehr froh! Doch selbst wenn der Partner einen annimmt mit den Narben, offenen Stellen oder in guten Zeiten mit den Hautgedanken und den zwanghaften Verhaltensweisen, so ist es für mich immer noch eine Überwindung, diese Seite von mir zu zeigen. Ich habe durch die Akzeptanz von außen auch eine bessere Selbstakzeptanz entwickeln können. Trotzdem denke ich immer noch oft, dass er doch sehen muss, was ich auch sehe. Wenn wieder irgendwo offene Stellen sind, habe ich natürlich Angst davor, dass er das unattraktiv findet oder sich ekelt. Ich habe bis jetzt in keiner Beziehung den Druck gehabt, damit aufhören zu müssen, und das hat mir unglaublich geholfen. Je besser ich mich fühle, je geliebter und angenommener, desto geringer ist der Drang. Er ist nicht weg, und er kann auch ausbrechen, wenn es mir gerade wunderbar geht, aber mein Freund ist auf jeden Fall eine meiner größten Stützen, weil er mich in diesem Punkt nicht kritisiert, sondern mich im wahrsten Sinne des Wortes annimmt und trotzdem liebt. Ich kann ihm voll vertrauen und mich an ihn wenden, wenn ich wieder einen Rückfall hatte. Er kann so wenig Konkretes für mich tun und tut doch intuitiv genau das Richtige.

Die Hautärztin verschrieb Cortisoncreme

Die Drohung „Wenn das nicht besser wird, musst du zum Hautarzt" stand jahrelang im Raum und wurde nach sieben Jahren Picking zur Realität. Zu dem Zeitpunkt wusste ich noch nicht, was Skin Picking ist, und ich habe mich in Grund und Boden geschämt in der Arztpraxis. Die Hautärztin schaute sich alles an, meinte kopfschüttelnd „Damit musst du aufhören, deine Fingernägel müssen kurz bleiben. Siehst du die Narben? Hier ist eine Creme mit Cortison, ich möchte dich in einem Monat nochmal sehen." Ich bin nie wieder dorthin gegangen.

Traumatische Therapiestunden

In einer ganz schlimmen Phase wurde ich halb gezwungenermaßen, halb freiwillig zu einer Therapeutin geschickt. Schon zu Beginn hätte ich merken müssen, dass sie mir nicht helfen kann. Nachdem ich ihr am Telefon gesagt hatte, warum ich komme, meinte sie: „Ah, da haben Sie sich also schon eine Diagnose gegeben." Im Nachhinein denke ich, ja klar, ich habe mir die Diagnose gegeben, aber deshalb braucht man mich doch nicht weniger ernstzunehmen. Diese Frau konnte mir nicht helfen, es waren zwei schlimme Therapiestunden.

Der zweite Hautarzt war eine Eigeninitiative, zwei Jahre nach der ersten Hautarztmisere. Er war sehr lieb, erklärte mir von sich aus, was Skin Picking sei, und versuchte mich für gute Ernährung und Stressmeditation zu begeistern. Er hat mir nicht helfen können, aber er war so nett, dass ich ihm am liebsten eine Mail schreiben würde, um mich bei ihm zu bedanken. Ich würde gerne einen guten Therapeuten finden, auch wenn ich mir momentan eine gute Therapie beim besten Willen nicht vorstellen kann.

Viele kleine Hilfen gegens Knibbeln

Erst einmal zu den wirklichen Helfern in meinem Alltag. Mir helfen kleine Lampen im Bad oder Kerzen, da diese nicht so hell sind wie normales Licht. Wenn ich mich nicht klar sehe, dann bleibt der Drang gering. Ich lasse so oft ich kann die Badezimmertür offen, da ich an einem Spiegel hängen bleiben kann, selbst wenn ich es im Kopf nicht will. Eine offene Tür stellt eine Hemmschwelle dar, weil ich niemals vor anderen Menschen meine Haut bearbeite. Mir helfen alle Dinge, die meine Hand beschäftigt halten, wenn ich zum Beispiel lernen muss oder einfach am Computer sitze. Ich habe einen Ball, zwei kleine Tangles, einen Ring, ein Herz aus Holz ... Mir haben leichte Baumwollhandschuhe geholfen, die man bei dm kaufen kann und die eigentlich zum Überziehen nach einer Handmaske sind. (Was auch immer das ist!)

Heilerde hat mir nur bedingt geholfen. Ich empfehle die weiße Heilerde, da die herkömmlich grüne dann auch tatsächlich grün in den Wunden hängt und mich noch mehr gereizt hat. Heilerde saugt Wundflüssigkeit auf, das hilft mir, um nicht gleich wieder nach einem Rückfall an bestimmte Stellen zu gehen.

Kein Produkt der Welt kann es wegzaubern

Mir hilft die Einsicht, dass kein Produkt der Welt das Picking wegzaubern wird. Mir hilft eine gesunde Balance im Leben, nicht zu viel Stress, wenig Ängste und Sorgen. Je mehr ich mich gedanklich in etwas reinsteigere, desto größer wird auch mein Drang. Mir haben meine 100 Fragen an mich selber geholfen, um mich besser zu verstehen und vor allem auch die Auslöser von meinem Picking. Das Schreiben im Internetforum hat mir zu Worten verholfen, und ich kann mich zumindest schriftlich leichter ausdrücken. Die Unterstützung der anderen Betroffenen war Gold wert, das Gefühl, nicht alleine zu sein, hat mir, glaube ich, am allermeisten geholfen! Danke dafür an alle, die sich angesprochen fühlen!

Bitte den Druck rausnehmen!

Wir machen uns so viel Druck, es braucht keinen Druck von außen, keine Erwartungen, keine Versprechen. Es bringt nichts, mit Vorwürfen anzukommen, da wir uns selber so viele Vorwürfe machen, wenn die Haut wieder leiden musste. Meist steckt hinter einem Rückfall mehr als nur störende Stellen auf der Haut. Wenn man wirklich helfen will, sollte man lieber fragen, was gerade nicht gut läuft, was dem Betroffenen Sorgen macht, wovor er Angst hat. Es kann gut sein, dass man darauf nicht gleich eine Antwort bekommt, und manchmal ist es tatsächlich „einfach so" wieder passiert, ohne tiefliegenden Grund. Trotzdem ist das die einzige Möglichkeit, irgendwie zu helfen, denn wenn man fragt „Was hast du denn schon wieder mit deiner Haut gemacht?", wird man sicher niemals etwas hören, da wir immer dazu tendieren, bei so einem Ton abzublocken, abzulenken, oder aggressiv zu werden.

Akzeptanz hilft ungemein, das Gefühl sich unverstellt zeigen zu dürfen, nimmt Betroffenen viel Angst. Wir können uns selbst nicht wirklich liebhaben, wenn wir einen Rückfall hatten. Dennoch ist gerade diese Phase so wichtig, denn es entscheidet sich danach, ob wir noch tiefer fallen oder ob langsam wieder alles heilen kann und bergauf geht. Gerade wenn es schlimm ist, hilft es, ruhig zu bleiben, Tatsachen zu akzeptieren und Geborgenheit zu geben.

7. Martin*, 37 Jahre: 15 Jahre Kampf – endlich fast am Ziel

Die Ursache für Skin Picking besteht bei mir in dem Wunsch, ein Problem zu lösen, das ich (mindestens zur Zeit) nicht lösen kann. Damit ist die subjektive, psychische Komponente beschrieben. Unreine Haut ist dann die objektive Komponente, die ein deutlich sichtbares und lösbares Problem darstellt. Da ich das unlösbare Problem nicht lösen kann, aber zu ungeduldig bin zu warten, muss ich unbedingt sofort etwas tun. Wenn ich meine Haut quetsche, erziele ich sofort ein Ergebnis. Dieses Ergebnis nimmt dann den unmittelbaren Druck, da die ganze Aufmerksamkeit auf die Haut gelenkt werden kann.

Dann kommt das Bedauern über die angerichteten Schäden. Wie bei einem typischen Teufelskreis versuche ich dann, die Schäden zu verschlimmbessern und kaschieren. Manchmal gelingt das, manchmal nicht. Das Skin Picking endet entweder, weil ich gezwungen bin aufzuhören – keine Zeit mehr, ich werde gestört oder erziele nicht mehr genug Wirkung – oder weil ich mich zusammenreiße. Manchmal höre ich auch auf, weil ich anfange, mich zu lieben und weil ich in der Situation das Zerstörerische des Skin Pickings erkenne.

Skin Picking zeigt mir: Ich bin schlecht

Die angerichteten Schäden führen dazu, dass ich mich schäme, so schwach zu sein, da ich ja weiß, dass es falsch ist. Die negative Selbstsicht wird noch verstärkt, da ich die sichtbare Bestätigung dafür habe, dass ich „schlecht" bin: nicht nur hässlich, sondern auch noch willensschwach. So ein Mensch hat es gar nicht verdient, unter anderen Menschen zu sein und er darf auf gar keinen Fall glücklich sein.

Daher ist das Alleinsein der beste Weg. Wer allein ist, belästigt andere nicht mit seiner negativen Anwesenheit. Wer allein ist und sich schlecht fühlt, „tut" auch wieder etwas, indem er sich selbst bestraft, weil er unter dem Alleinsein leidet. Das ist quasi die Fortsetzung der Selbstbestrafung in anderer Form.

Wunderbarerweise habe ich dann genug Zeit und Raum für noch mehr Skin Picking. Und noch mehr Gründe, traurig zu sein. Das Grübeln, worunter ich „Denken im Kreis ohne Endergebnis", also unproduktives Denken verstehe, kann dann zu allen möglichen Einbildungen führen. Vom Alleinleben erhalte ich keine Nahrung für das Selbstwertgefühl und drehe mich immer weiter im Kreis.

An nichts Anderes mehr denken müssen

Ich habe das alles oft genug gemacht, inzwischen geht es gewohnheitsmäßig wie von selbst. Während des Knibbelns gerate ich in eine Trance, das bedeutet, dass ich mich voll darauf konzentrieren darf und an nichts Anderes mehr denken muss. Das ist ein angenehmer Zustand wie bei einem Rausch. Selbst wenn ich eigentlich keinen aktuellen Leidensdruck spüre, ist der Einstieg in den Teufelskreis leicht: Ich könnte ja mal gucken, ob ich nicht eine Hautunreinheit finde – und ich finde immer etwas. Dann geht es los.

An diesem Punkt kann ich einhaken, um das Versinken in der Trance zu unterbrechen. Zum Beispiel, indem ich Tricks anwende, die die Gewohnheit stören. Denn Gewohnheiten lassen sich verändern. Dann können Handschuhe helfen, schwaches Licht, nicht schädigende Ersatzhandlungen und Ähnliches.

Wenn allerdings der oben beschriebene Leidensdruck des mindestens zur Zeit unlösbaren Problems zu stark ist, werde ich dennoch versuchen, alle Barrieren zu überwinden, um endlich Skin Picking betreiben zu können. Wie man einen Suchtkranken nur begrenzt vor der Erreichbarkeit des Suchtmittels schützen kann, so können nicht unendlich viele Hürden aufgebaut werden, um einen Skin Picker vor seinem destruktiven Handeln zu bewahren.

Rückfälle sind entweder bei aktuellem Leidensdruck des nicht verarbeiteten unlösbaren Problems normal oder sie entstehen aus der schlechten Gewohnheit. Meine Partner haben glücklicherweise erkannt, dass es sich um eine Zwangsstörung handelt, in der ich nicht Herr über mich selbst bin. Sie haben mich mit meinem Problem größtenteils in Ruhe gelassen, was ich auch genauso wollte. Mich aber unterstützt, wenn ich etwas dagegen tun wollte.

Welten liegen zwischen guten und schlechten Ärzten

Meine Hautärzte haben das körperliche Problem erkannt, jedoch nur teilweise, dass eine psychische Ursache zugrunde liegt. Es liegen Welten zwischen der Reaktion meiner ersten Hautärztin, die riet, mir die Hände auf dem Rücken festzubinden, und der Untersuchung durch den Chefarzt der Universitätshautklinik, der nach

Abschluss der körperlichen Untersuchung die psychische Komponente erkannte.

Ich habe aber immer geahnt, dass Ärzte mir sowieso nicht helfen konnten, da es psychische Ursachen waren. Insofern habe ich ihnen auch nichts übelgenommen. Schuldig an meinem Problem fühlte ich mich sowieso. In den zwei Psychotherapien, die ich gemacht habe, konnte ich das Problem schon relativ gut ansprechen.

Gegen Skin Picking half mir nicht das Kaschieren der Symptome, sondern vor allem die konsequente Suche nach der psychischen Ursache. Ich versuche, durch Arbeiten an mir selber die bekannte Weisheit umzusetzen: das zu ändern, was ich ändern kann, das zu lassen, was ich nicht ändern kann, und das eine vom andern zu unterscheiden. Seitdem ist der Leidensdruck weg. Nun ist nur noch die alte starke Gewohnheit da. Sie kann tatsächlich durch Disziplin, Tricks zur Selbstüberlistung und kosmetische Mittel allmählich verschwinden – in dieser Phase befinde ich mich jetzt. Erst jetzt helfen wieder die guten Ratschläge von Nichtbetroffenen, einfach damit aufzuhören. Allerdings hat dieser Weg bei mir zirka 15 Jahre gedauert, bis ich es jetzt fast geschafft habe.

Selbsthilfe: Endlich kein Alien mehr!

Seit ich vor zwei Jahren dann zufällig von der Selbsthilfegruppe in Köln erfahren habe, bin ich ziemlich regelmäßig dabei gewesen und fühle mich dort wohl. Wobei man sagen muss, dass die treibende Kraft der Selbsthilfegruppe nur wenige Personen sind, zu denen ich mich jetzt selbst zählen würde. Die wichtigste Erfahrung der Selbsthilfegruppe war, dass andere die gleiche Erfahrung gemacht haben. Ein Ersatz für eine Therapie ist sie allerdings nicht, auch sind dort nicht die überlegenen Geheimrezepte zu finden.

Die Selbsthilfegruppe hilft vor allem dabei, sich nicht alleingelassen zu fühlen. Man denkt nicht mehr, dass man der einzige Mensch auf der Welt mit diesem Problem ist. Sie ist ein Platz zum Auftanken. Man fühlt sich nicht mehr als Außerirdischer unter Normalen. Die empfundene Isolierung wird so bekämpft. Darüber hinaus wird man immer von jemandem aufgemuntert. Typischerweise empfindet man das Problem des Anderen eher als lösbar, das eigene dagegen als unüberwindbar.

Die Selbsthilfegruppe ist ein Ideenpool für Strategien zur Verbesserung der Situation. Da wir nur ahnen, warum wir so selbstzerstörerisch handeln, können wir nur ausprobieren, was uns dabei stoppt, und müssen dann das Ergebnis im wahrsten Sinne am eigenen Leib testen.

Und – nicht ganz unwichtig – mir machen die Treffen in der Selbsthilfegruppe auch noch Spaß.

8. Sophia*, 33 Jahre: Alltagsknibbeln

Ich bin nicht die typische „In-Trance-vor-dem-Spiegel-Pickerin". Ich knibble den ganzen Tag nebenbei. Ob ich auf den Bus warte, mit Freunden im Restaurant sitze, ein Buch lese, abends gemütlich auf der Couch fernsehe oder auch einfach nur kurz warten muss, bis der Kaffee aus der Maschine kommt – permanent tasten meine Finger nach Unebenheiten an den Händen, im Gesicht und an den Lippen. Ich gehe manchmal sogar ganz bewusst zum Spiegel, um zu sehen, was ich da eigentlich gerade bearbeite. Dann kann ich es zumindest halbwegs ordentlich zu Ende bringen und reiße nicht einfach daran herum, bis es blutet.

Früher habe ich nicht einmal bemerkt, wenn ich wieder geknibbelt habe. Erst nach monatelangem Üben gelang es mir, überhaupt zu bemerken, dass ich gerade damit anfange. Das war ein ganz wichtiger Schritt, denn wenn ich erst einmal angefangen habe, muss ich es auch zu Ende bringen. Ich kann nicht mittendrin aufhören. Deshalb nützt es auch nichts, wenn man mich währenddessen darauf aufmerksam macht. Da werde ich eher aggressiv. Wenn ich es jedoch merke, noch bevor ich richtig angefangen habe, besteht zumindest die Chance, es noch aufzuhalten.

Willenskraft reicht nicht aus

Natürlich klappt das längst nicht immer. Schwierig wird es besonders bei Müdigkeit oder wenn ich einen anstrengenden Tag habe. Dann reicht die Willenskraft einfach nicht aus. Es passiert auch oft, dass meine Finger einfach weiterwandern, wenn ich sie „erwischt" habe. Es scheint fast, als hätten sie in dieser Hinsicht ein Eigenleben entwickelt und tasten automatisch die nächste Stelle ab; als würden sie denken: „Okay, wir dürfen nicht an die Lippe, dann gehen wir eben an die Finger!"

Warum ich damit anfing, kann ich heute nicht mehr sagen. Solange ich mich zurückerinnern kann, haben mich diese abstehenden Hautfitzelchen neben den Fingernägeln, die jeder irgendwann hat, total gestört und ich musste sie abreißen. Mit der Pubertät kamen dann Pickel und trockene Lippen hinzu, und damit neue Knibbelmöglichkeiten. Manchmal merke ich, dass das Knibbeln offenbar dem Spannungsabbau dient. Unter Stress wird es deutlich schlimmer, ebenso bei Nervosität, wenn ich mich ärgere oder unwohl fühle. Wenn ich entspannt und zufrieden bin, knibble ich weniger, aber es vergeht kein Tag ganz ohne.

Der Reiz: die Unebenheit

Der auslösende Reiz ist meist eine Unebenheit, die ich spüre: trockene Haut, ein kleiner Pickel, ein Mückenstich. An den Fingern kann man das mit Handschuhen oder Pflastern verhindern. Wenn ich nichts spüre, habe ich fast keinen Drang zu knibbeln. Schwierig sind aber die Lippen. Die liegen nun mal von Natur aus aufeinander und so spüre ich die rauen, trockenen Stellen permanent. Deshalb kann ich da den ganzen Tag dran zupfen.

Mir kommt es immer so vor, als würde ich keine Fortschritte machen, aber wenn ich mehrere Jahre zurückgehe, hat es sich im Vergleich doch deutlich gebessert. Zum Beispiel habe ich mich früher jeden Tag blutig gekratzt, oft auch mehrmals täglich. Das passiert mir jetzt viel seltener. Außerdem knibble ich in weniger Situationen als früher, zum Beispiel nicht mehr abends vor dem Einschlafen. Es hielt mich vom Schlafen ab, und ich habe die Hautfitzelchen in meinem Bett gehasst, also habe ich es mit der Zeit irgendwie geschafft, das zu lassen. Oder bei meinem Papa. Da wir ein angespanntes Verhältnis hatten, knibbelte ich dort besonders intensiv, und er hat sich jedes Mal über die „Hauthäufchen" auf seinem Teppich beschwert. Er gehörte zu der Fraktion „Hör doch einfach auf! Lass es halt! Warum machst du das denn?" Tja, das wusste ich nur selber nicht.

Vor einigen Jahren kam ich dann auf die Idee, mein Problem zu googeln. Tatsächlich kamen einige spärliche Ergebnisse, und ich erfuhr zumindest, dass es sich um eine Krankheit handelt und es eben nicht möglich ist, einfach damit aufzuhören. Das war eine große Erleichterung. Genauere Informationen oder gar Internetforen gab es damals aber noch nicht. Ich dachte eine Weile nicht mehr darüber nach, bis ich vor etwa drei Jahren erneut am PC saß und gezielt nach Ergebnissen für „Dermatillomanie" suchte. Inzwischen gab es schon viel mehr Informationen im Netz, allerdings noch überwiegend auf Englisch.

Meine Facebook-Gruppe

Ich stieß aber schon auf drei deutschsprachige Foren, die sich allein diesem Thema widmeten. Daraufhin stellte ich fest, dass es noch keine deutschsprachige Facebook-Seite zum Thema gab, und beschloss kurzerhand, selbst eine zu gründen und darauf alles zu bündeln, was es im Internet an deutschsprachigen Informationen gab. So wollte ich dazu beitragen, Skin Picking bekannter zu machen.

Immer wieder erhielt ich Nachrichten von Menschen, die gerade dank Internet herausgefunden hatten, dass sie eine Krankheit und nicht nur eine schlechte Angewohnheit haben. Deshalb ist es mir so wichtig, möglichst viele Menschen auf Dermatillomanie aufmerksam zu machen. Viele leiden darunter, wissen gar nicht, was sie haben und verstehen sich selbst nicht.

Diese Seite zu betreiben, half mir auch, selbst am Ball zu bleiben und weiter an mir zu arbeiten. Wenn ich einen Durchhänger hatte und dann ein Like oder eine Nachricht kam, erinnerte mich das daran, nicht aufzugeben. Rückfälle gehören dazu.

Aufgrund der Anregung einer Leserin der Seite gründete ich dann etwa vor zwei Jahren auch eine Facebook-Gruppe mit dem Namen Dermatillomanie / Skin Picking (Deutsch). In dieser Gruppe haben wir einen tollen Austausch, man kann endlich einmal offen über alles reden und stößt auf Verständnis statt auf Ablehnung und Kopfschütteln. Wir teilen Erfolgserlebnisse genauso wie Rückschläge miteinander, tauschen Tipps aus und spenden einander Trost. Manch einer traut sich auch, ein Bild zu posten. Das hat eine sehr motivierende Wirkung. Alleine die Tatsache, einmal ohne Scheu alles erzählen zu können, ist schon eine Erleichterung. Jeder hat andere Erfahrungen gemacht, wie die Umwelt auf ein „Outing“ reagiert.

Wie meine Familie es sieht

Ich persönlich habe damals erstmals im engsten Familienkreis erzählt, dass ich nun endlich weiß, was ich habe und warum ich nicht einfach aufhören kann. Mein Mann nimmt es so hin, auch wenn er skeptisch ist, aber er akzeptiert es. Meine Mama ist selber betroffen und war deshalb ganz offen dafür. Sie erfuhr durch mich, dass dieser Zwang einen Namen hat. Inzwischen mache ich sie damit wahnsinnig, dass ich sie bei jedem Besuch auf ihr Knibbeln aufmerksam mache. Ich kann da einfach nicht zusehen, da fängt es mich selber an in den Fingern zu jucken. Mein Papa hat zuerst nichts dazu gesagt. Ich vermute, er hielt das für Humbug, aber immerhin meinte er seitdem nicht mehr, ich solle doch einfach aufhören. Das war auch schon was wert. Ein oder zwei Jahre später sprach er mich doch einmal von sich aus darauf an; seitdem knibble ich tatsächlich weniger in seiner Gegenwart. Das hat wohl den Druck herausgenommen.

Inzwischen kann ich sogar darüber reden, wenn mich aus dem Freundeskreis jemand anspricht. Ich wurde zum Beispiel gefragt, wieso ich einen Knetball habe. Mir fiel schlichtweg spontan keine gute Antwort ein, und ich bin ein ziemlich schlechter Lügner, also antwortete ich wahrheitsgemäß, dass ich ihn zur Ablenkung benutze, um nicht an den Fingern zu knibbeln. Die Reaktion war keineswegs entsetzt, im Gegenteil. Wie sich herausstellte, knibbelt meine Freundin auch oft abends vor dem Fernseher und hielt den Ball für eine gute Idee.

Da ich bisher noch keine negativen Reaktionen, sondern nur positive oder zumindest neutrale Reaktionen erhalten habe, fällt es mir leichter, offen damit umzugehen. Ich erzähle es zwar nicht von mir aus, aber ich mache auch kein Geheimnis daraus. Dadurch habe ich schon mehrere Personen in meinem Umfeld entdeckt, die zumindest „Teilzeitknibbler" sind und es dadurch in gewisser

Weise nachvollziehen konnten, und auch eine wirklich Betroffene. Das macht natürlich Mut.

Meine Strategien gegen Skin Picking

Zuletzt möchte ich noch meine persönlichen Strategien mit euch teilen, mit denen ich versuche das Knibbeln soweit wie möglich einzuschränken. Da bei mir das Erfühlen einer Unebenheit der auslösende Reiz ist, helfen mir dünne Handschuhe und Pflaster auf betroffenen Stellen. Auch Sprühpflaster verwende ich gern, denn es stört nicht beim Händewaschen, und Außenstehende sehen es nicht. So vermeidet man die Fragen „Was hast du denn gemacht, hast du dich geschnitten?" So viel kann man sich gar nicht aus Versehen schneiden.

Außerdem hilft zumindest kurzfristig Handcreme. Die Hände fühlen sich nicht mehr so trocken an und sind erstmal zu rutschig, um ordentlich knibbeln zu können. Genauso für die Lippen ein Lippenstift, Vaseline oder ein Lipgloss.

Wenn ich mich rechtzeitig vor dem Knibbeln erwische, kann ich mir innerlich sehr energisch STOPP zurufen; manchmal funktioniert es.

Aufwendig, aber hilfreich: farbiger Nagellack

Was mir bisher am besten hilft, ist farbiger Nagellack. Da ich wie die meisten Skinpicker in der Hinsicht perfektionistisch veranlagt bin, muss der Farblack natürlich möglichst perfekt aussehen, und nichts darf absplittern. Genau das passiert aber, wenn man knibbelt: Dann geht der Lack schneller kaputt. Und an der Haut direkt neben den Fingernägeln kann man erst recht nicht knibbeln, denn die Gefahr, den Lack zu erwischen, ist zu groß. Der Effekt hält leider maximal zwei Tage an, dann ist der Lack vom Alltag schon so beschädigt, dass der Trick nicht mehr funktioniert. Man müsste also alle zwei Tage neuen Lack auftragen, und das ist schon ziemlich zeitaufwändig.

Mir hilft es sehr, Speckstein zu bearbeiten. Das ist ein recht weicher Stein, den man mit Holzwerkzeug bearbeiten kann. Ich schleife ihn ganz, ganz glatt und poliere ihn dann noch. Das hat eine total beruhigende Wirkung, und wenn ich schon so viele Unebenheiten am Speckstein entfernt habe, brauche ich das bei mir nicht mehr zu machen. Mein Knibbelbedürfnis ist dann fast weg. Das geht aber nur im Sommer draußen, weil es irrsinnig staubt.

Ansonsten hilft es mir, Mandalas auszumalen, auch sehr beruhigend, und man hat etwas in der Hand. Oder auch zusammen mit den Kindern Muster aus Bügelperlen stecken oder etwas basteln.

An etwas herumspielen, sich auspowern

Es hilft mir auch, mit irgendeinem beliebigen Gegenstand herumzuspielen oder auch einfach nur etwas in der Hand zu halten. Früher habe ich zum Beispiel während der Autofahrt als Beifahrer grundsätzlich geknibbelt. Jetzt halte ich mein Smartphone in der Hand – ich schau gar nicht drauf, ich halt es nur – und das reicht schon. So kann ich gar nicht erst anfangen, irgendetwas abzutasten.

Sport oder Yoga als Ausgleich kann ich auch empfehlen. Wenn man sich ausgepowert hat und dadurch entspannter und ausgeglichener ist, fällt es leichter, dem Drang zu widerstehen. Man hat wieder mehr Willenskraft. Am besten sucht man sich einen festen Zeitpunkt, zu dem man regelmäßig Sport machen kann. Sonst klappt es meistens doch nicht.

Eine Therapie habe ich bisher nicht versucht, mich auch noch keinem Arzt anvertraut. Manchmal habe ich die Hoffnung, dass ich durch weiteres Reduzieren irgendwann an einen Nullpunkt komme, an dem ich gar nicht mehr knibble. Wahrscheinlich ist das unrealistisch.

Manchmal ist es zum Aus-der-Haut-Fahren, aber ich kann einfach nicht aus meiner Haut.

9. Stella*: Der Wind auf meiner Haut

Ich bin 51 Jahre alt, Mutter von erwachsenen Kindern, arbeite in einem Museum und lebe im Rheinland. Mit 14 Jahren habe ich mit Skin Picking angefangen. Ob es einen Auslöser gab, weiß ich nicht. Zu dieser Zeit hatte ich weder eine besonders schlechte noch eine gute Haut – also normal für das Alter. Ich habe angefangen, Pickel und Mitesser auszudrücken, weil ich es als nötig empfand. Ich hatte das Gefühl, meine Haut reinigen zu müssen und erinnere mich, dass ich schon in dieser Zeit abends so lange vor dem Spiegel in der Toilette stand, bis meine Eltern ins Bett gingen. Dann huschte ich schnell im Dunkeln ins Bett, damit keiner mein gerötetes Gesicht sah.

Heimlich nachts vor dem Spiegel

Damals habe ich mir über Skin Picking keine Gedanken gemacht. Den Namen für meinen Umgang mit der Haut habe ich erst zirka 30 Jahre später gehört. Als ich mit meinem ersten Freund zusammenlebte, hat er mich oft ins Bett gerufen, weil ich wieder ewig vor dem Spiegel stand und gedrückt habe. Später habe ich geheiratet und Kinder bekommen. Nachts bin ich heimlich aufgestanden, um meine Haut zu bearbeiten. Ich glaube, in dieser Zeit habe ich angefangen, darunter zu leiden. Viele Jahre später habe ich von der Krankheit der eingebildeten Hässlichkeit (Dysmorphophobie) gehört und gedacht, dass ich vielleicht daran leiden würde. Ich habe in der

Uniklinik angerufen und nach Therapeuten gefragt, die sich damit auskennen. Eine Zeitlang bin ich dann zu einer Therapeutin gegangen, die auf Zwangserkrankungen spezialisiert war. Das war eine interessante Erfahrung, hat mir aber nicht geholfen. Das Einzige, was mir davon in Erinnerung geblieben ist, war der Vorschlag der Therapeutin, mehr und mehr über ‚meine Krankheit' zu sprechen. Das war mir aus Scham unmöglich. Die Therapeutin gab mir auch die Aufgabe, mit einem Hautarzt darüber zu sprechen und nach einer Kosmetikerin zu fragen. Ich habe damals all meinen Mut zusammengenommen, um wenigstens diese eine Aufgabe zu erfüllen.

Keine Hilfe: Therapeutin und Kosmetikerin

Als Ergebnis bin ich mehrere Jahre zu Kosmetikerinnen gegangen. Das hat mir nicht geholfen, im Gegenteil: Mein Umgang mit der Haut ist davon schlimmer geworden. Die Arbeit, die die Kosmetikerinnen gemacht haben, war mir nicht gründlich genug. Ich konnte es besser und habe immer „nachgereinigt", und meine Haut war gerötet und empfindlich von der ganzen Quetscherei. Irgendwann habe ich die Behandlung bei der Kosmetikerin abrupt abgebrochen, und das war auch gut so.

Ich habe viele Versuche unternommen aufzuhören, habe versucht, mich zu disziplinieren. Lange gab es bei mir nur Minimalbeleuchtung im Bad, ich habe gebetet, dass ich aufhören kann, habe viele Kosmetika ausprobiert und mich auch manchmal von meinen Kindern aus dem Bad rufen lassen ... Alle meine Bemühungen haben nichts genützt, auf Dauer wurde es tendenziell schlimmer. Schon wenn ich einmal einen Tag meine Haut in Ruhe lassen konnte, habe ich mich besser gefühlt und neuen Mut bekommen. Wenn ich dann nachts doch wieder gedrückt hatte, hätte ich mich am liebsten morgens verkrochen.

Eine große Anstrengung

Gegen dieses Niedergeschlagensein anzugehen und dem Tag trotzdem immer wieder etwas Positives abzugewinnen, war eine riesige Anstrengung für mich. Ich habe mit keinem Menschen darüber sprechen können, sondern alle Ups and Downs und alle Verzweiflung darüber mit mir selber ausgemacht. Es gab Tage, an denen schon der Wind auf der Haut mir wehgetan hat. Ich habe überlegt, wie ich es einrichten kann, dass das Licht nicht so schonungslos auf meine Haut scheint. Niemals habe ich mich einem Menschen ungeschminkt gezeigt – auch nicht meinen Kindern. Oft bin ich Verabredungen ausgewichen, wenn ich zu schlimm aussah oder mich zumindest so gefühlt habe.

Schlafmangel durch Skin Picking

Das Schlimmste war, dass ich zu wenig Schlaf bekam. Es waren sehr anstrengende Tage, da ich alleinerziehend war und viel gearbeitet habe. Ich bin immer um fünf Uhr aufgestanden und habe Kinder und Hund versorgt und dann den ganzen Tag lang gearbeitet. Auch oft am Wochenende. Abends, wenn alle Arbeit erledigt und ich bleischwer und todmüde war, stand ich im Bad vor dem Spiegel. So lange, bis ich eiskalt war und mir alles wehtat. Wenn ich es dann endlich – wie oft habe ich ein zweites oder drittes Mal wieder angefangen – doch ins Bett geschafft hatte, wusste ich, dass ich nur noch vier oder fünf Stunden Schlaf haben würde. Zudem würde ich morgens mindestens eine halbe Stunde länger brauchen, bis ich alle Rötungen und wunden Stellen so überschminkt und die sich immer schälende Haut so glatt gezupft hätte, dass ich mich hinaustrauen könnte. Ein Albtraum. Oft habe ich geweint und mir gewünscht, es würde alles aufhören.

Irgendwann bin ich dann im Internet auf Skin Picking gestoßen. Ich habe die verschiedenen Foren gefunden, erst einmal in jeder freien Minute darin gelesen und dann auch selber dort mitgeschrieben.

Lernen, über meine Haut zu sprechen

Ich habe gesehen, dass es ganz in meiner Nähe eine Selbsthilfegruppe gibt, und bin dort hingegangen. Am Anfang war es mir unmöglich, über mich und meine Haut zu sprechen. Aber ich habe erlebt, wie andere darüber sprechen, und das hat mir geholfen. Seit über anderthalb Jahren gehe ich nun zur Selbsthilfegruppe, und ich habe dort gelernt, wenigstens ein bisschen darüber zu sprechen und auch zu lachen. Das hilft mir und ist eine Erleichterung!

Meinen Umgang mit der Haut hat das erst mal nicht verändert. In den Foren habe ich zum ersten Mal den Begriff Trance im Zusammenhang mit Skin Picking gelesen. Das gab in mir spontan einen Widerhall, und ich habe erstmals angefangen, auf meine Gefühle beim Drücken zu achten. Ich habe auch kleine Skin-Picking-Tagebücher geführt und versucht, mir auf die Spur zu kommen. Aber es ist mir nicht geglückt, Regelmäßigkeiten zu erkennen. Es war zum Beispiel keineswegs so, dass ich immer dann meine Haut besonders bearbeitet hätte, wenn ich angespannt oder gestresst war. Aber mir ist aufgefallen, dass ich beim Kontrollieren meiner Haut vorangegangene Gespräche in meinem Kopf bewege und einzelnen Gedanken nachhänge. Ich habe gemerkt, dass Skin Picking eine Art Rückzug für mich ist und eine Art, mit Situationen umzugehen, die mich aufgewühlt haben. Wenn gerade vorher etwas besonders schön oder besonders schlimm war, lande ich vor dem Spiegel.

Schutz gegen das Verrücktwerden

In diesem Jahr hatte ich ein sehr aufwühlendes, schlimmes Erlebnis. Ich hatte ein längeres Verhältnis zu einem verheirateten Mann, und dieser Mann überlegte sich in unserem gemeinsamen Urlaub, sich doch für seine Frau zu entscheiden. Für mich kam diese Entscheidung völlig unerwartet, und ich hatte das Gefühl, der Boden unter den Füßen würde mir weggezogen. Ich war so verzweifelt und machte mich allein auf die weite Heimreise. Als ich die erste Nacht alleine in einem Hotel verbrachte, dachte ich ehrlich, dass ich verrückt würde – ich bekam richtige Panik!

In dieser grauenhaften Situation habe ich angefangen, mich um meine Haut zu kümmern. Das hat mir geholfen. Ich habe sehr lange und gründlich meine Haut gereinigt und bin danach nahezu ungeschminkt runter ins Hotel gegangen und habe etwas gegessen und getrunken.

Das war der erste Moment in meinem Leben, wo ich froh war, Skin Picking zu haben. Denn es war dazu nütze, mich auf mich selbst zu konzentrieren und nicht durchzudrehen. Ich habe mich seitdem mit meinem Skin Picking versöhnt, denn ich habe gesehen, dass es einen Sinn hat. Aus dieser Perspektive ist mir nun klargeworden: In der Zeit, als ich mit Skin Picking begonnen habe, ging es mir auch sehr schlecht. Meine Eltern haben sich nicht für mich interessiert, ich war sehr einsam. Ich habe auch versucht, mir das Leben zu nehmen. Sicher war Skin Picking damals meine Methode, nicht verrückt zu werden.

Ende offen

Wie meine Geschichte mit Skin Picking weitergeht, weiß ich nicht. Ich habe schon so viele Rückfälle erlebt, dass ich mir selber nicht über den Weg traue. Aber schon vor der Aussöhnung mit meiner Zwangskrankheit (denn so empfinde ich es) haben sich die Phasen gehäuft, in denen ich meine Haut ein paar Tage ganz in Ruhe lassen konnte – oder zumindest während des Drückens nicht die Kontrolle verlor, also aufhören konnte. Das war schon ein Riesen-Erfolg für mich! Heute kann ich meine Haut fast immer in Ruhe lassen, und die Kontrolle habe ich schon mehrere Monate lang nicht mehr verloren. Ich sehe, wie meine Haut sich erholt, und freue mich darüber. Mein Partner sieht mich oft ungeschminkt und weiß gar nicht, dass das etwas Besonderes für mich ist. Ich traue mich fast nicht, das zu denken ... aber ich habe das Gefühl, dass ich nach über 35 Jahren auf dem Weg der Heilung bin!

10. Barbara Schubert: Wegbegleiter für Betroffene sein

Im Herbst 2010 bin ich auf der Suche nach neuen Methoden für Aknebehandlung (auch im fortgeschrittenen Alter) im Internet auf den Begriff Skin Picking gestoßen. Für mich war das ein Augenblick der Erkenntnis: Das, was mich seit zirka 40 Jahren begleitet, hat endlich einen Namen bekommen. Irgendwie war das auch ein schönes Gefühl, mit diesem Problem nicht alleine auf dieser Welt zu sein.

Ich komme aus einer Familie mit streng hierarchischen Strukturen. Mein Vater war ein autoritärer, sehr jähzorniger und nicht berechenbarer Mensch. Er beherrschte die gesamte Familie mit Anschreien und Schlägen. Er konnte auch nett und sogar charmant sein, nur leider war für mich und meine beiden Brüder nicht vorhersehbar, welche Verhaltensweise uns als nächstes erwartete. Widerreden, Argumentieren oder Diskutieren gab es nicht. Ich habe in meiner Kindheit niemals gelernt, meine Gefühle zu zeigen und zu leben, weil dieses Verhalten (fast) immer mit Schreien oder Gewalt bestraft wurde. Ich kann mich noch daran erinnern, dass ich in der Kindheit Daumen lutschte und Nägel kaute, wobei immer rigide versucht wurde, mir dieses Verhalten durch Androhung beziehungsweise Durchführung von körperlichen Strafen wieder abzugewöhnen.

Ein verunsichertes und ängstliches Mädchen

Richtig schlimm wurde es in der Pubertät. Im Alter von elf Jahren begann ich, mich selbst im Gesicht, an Rücken und Dekolleté mit spitzen Gegenständen zu bearbeiten: Alle Pickel und sonstigen Hautunreinheiten sollten weg. Ich war ein stark verunsichertes, ängstliches Mädchen mit wenig Selbstvertrauen. Ich hasste mich selbst dafür, dass ich das Pickelausdrücken nicht im Griff hatte. Jeden Tag verbrachte ich mehrere Stunden vor dem Spiegel. Dann war es teilweise ein Gefühl, in einer Art Trance zu sein – immer auf der Jagd nach dem nächsten „Objekt", irgendwie glücklich, wenn ich „erfolgreich" war und beschämt und über mich bestürzt, wenn ich wieder zu mir kam und danach aussah, als wäre ich gefoltert worden.

Erst später wurde mir klar, dass es einerseits eine Gewohnheit war, mich auf diese Art und Weise selbst zu verletzen und es andererseits bestimmte auslösende Situationen gab, die direkt dazu führten, wie ein suchtkranker Mensch sofort auf der Stelle in ein Badezimmer zu verschwinden, um mich ‚selbst zu bearbeiten'. Gefühle jeglicher Art (Wut, Ärger, Trauer, aber auch Freude) habe ich mit Hilfe von Skin Picking verarbeitet. Meine Familie, Freunde und Partner haben es (teilweise) zwar bemerkt, aber irgendwie blieb es immer ein Tabuthema. Nur wenn die Aufenthalte im Badezimmer zu lang waren, wurde nachgefragt, ob ich denn nicht bald fertig sei. Mit zunehmendem Alter wurde ich immer geschickter im Auftragen von Abdeckstiften und anderem Make-Up.

Immer auf der Suche nach dem Heilmittel

Letztlich hat mich das Ausquetschen von Pickeln mein Leben lang begleitet. Ich war immer auf der Suche nach einem Heilmittel, was die „böse" Akne verschwinden lassen könnte, denn ich war der Meinung, wenn die Pickel nicht mehr da sind, dann ist alles gut, dann brauche ich mich nicht mehr selbst zu verletzen. Natürlich gab es Momente, in denen es besser lief, im Urlaub am Meer, wo ich unendlich glücklich war, dass die Symptome nicht ganz so stark waren. Andererseits bemerkte ich: Wenn ich Stress hatte, insbesondere bei konfliktreichen Situationen, da konnte ich diesem Druck – verbunden mit dem Wunsch, alles „in Ordnung zu bringen/alles glatt zu machen, sauber und rein zu sein" – nicht mehr standhalten.

Wenn ich es dann doch eine Zeitlang schaffte, mich nicht zu bearbeiten, war danach das Verlangen, Skin Picking zu machen, wieder umso stärker und die Auswirkungen umso heftiger. Ich habe nie mit jemandem direkt über diese Problematik gesprochen, weil ich mich einfach zu sehr dafür geschämt habe, mich selbst zu verletzen, zu unbeherrscht zu sein. Ich glaubte, dass nur ich solche Probleme habe und dass andere Menschen sich mit solchen Themen niemals herumschlagen müssen.

Weiterentwicklung dank Therapie und Traumjob

Im Jahr 2003 habe ich eine Therapie wegen Depressionen gemacht (inklusive der Einnahme von Antidepressiva), aber auch meiner damaligen Therapeutin ist wahrscheinlich nicht bewusst gewesen, dass es sich hier um ein weiteres psychisches Störungsbild handelte. Nach der Therapie ging es mir psychisch immer besser, und mein Selbstwertgefühl verbesserte sich langsam. Im Laufe der kommenden Jahre habe ich mich persönlich weiterentwickelt, indem ich lernte, auch auf meine Bedürfnisse zu achten und nicht mehr rundherum fürsorglich für alle Menschen in meiner Umgebung da zu sein. Aber erst als ich 2006 den Traum-Job als Business Coach für mich gefunden hatte und dort für meine Arbeit und Fähigkeiten tolles Feedback von meinen Klienten erhielt, bin ich mir zum ersten Mal meines eigenen Wertes richtig bewusst geworden.

Während meiner Arbeit als Business Coach lernte ich einige Klienten kennen, die mit Stress, Burnout und Depressionen zu tun haben. Deshalb habe ich Ende 2009 die Prüfung zur Heilpraktikerin für Psychotherapie abgelegt. 2010 ergänzte ich eine Ausbildung zur Fachberaterin für Kognitive Verhaltenstherapie, um mein therapeutisches Fachwissen zu vervollständigen. Im Rahmen von weiteren Ausbildungen (Hypnotherapie, Aufstellungsarbeit) bin ich immer wieder auch mein eigenes Thema ‚Akne und das Ausquetschen von Pickeln' angegangen.

Weg mit den Spiegeln!

Ende letzten Jahres habe ich aus einem inneren Entschluss heraus alle meine Kosmetikspiegel weggeworfen. Ich hatte dabei ja die Sicherheit: Wenn ich es nicht aushalte, kann ich die Spiegel jederzeit nachkaufen. Ich begann die Situationen und Auslöser herauszufinden: Wann entsteht bei mir das Bedürfnis? Wann macht sich die Sucht bemerkbar, mich selbst zu verletzen? Welche Alternativen kann ich stattdessen ausprobieren? Ein Beispiel: Morgens im Bad kontrolliere ich ganz automatisch als erstes meine Gesichtshaut. Erschwerend kommt hinzu, dass ich einen starken Haarwuchs habe, der sich jetzt mit zunehmendem Alter negativ am Kinn, Oberlippe und anderen Stellen im Gesicht bemerkbar macht. Leider kann ich diese Haare nicht weglasern lassen, da sie weiß sind. Weiße Haare kann man mit dieser Methode nicht behandeln. Da ich diese Haare und das störende Gefühl der Stoppeln nicht ertragen kann, war der Weg von den Haaren zu dem Ausdrücken von Pickeln sozusagen schon vorprogrammiert.

Neue Verhaltensweisen lernen

Also musste ich für mich andere Wege finden, um nicht in den Automatismus „Spiegel-Kontrolle – Haut bearbeiten" zu verfallen. Hierzu gehörte, alternative Verhaltensweisen zu entwickeln wie beispielsweise diese: Wenn ich einen inneren Druck verspüre, gehe ich joggen. Wenn ich mich über mein Gegenüber ärgere oder von ihm enttäuscht bin, melde ich ihm das zurück und fresse die Emotionen nicht mehr in mich hinein. Meine Wünsche und Forderungen adressiere ich laut und deutlich. Die positivste Erfahrung war, dass ich das Thema Skin Picking für mich sozusagen aufgestellt habe. Bei dieser Vorgehensweise arbeitet man mit einem quadratischen Holzbrett und zehn Holzfiguren. Meine Zielsetzung hieß: Ich möchte frei von dem Bedürfnis sein, mich selbst zu verletzen. Das war Anfang Januar 2011. Seitdem ist der Drang zum Ausquetschen rapide gesunken und mein Hautbild hat sich enorm verbessert.

Zwischendrin gibt es immer wieder Phasen, besonders in massiven Stresssituationen (zum Beispiel Konflikte mit meinem Partner), in denen ich bemerke, wie die Sucht zu drücken wieder sehr stark wird. Aber dann setze ich mich in Gedanken mit den auslösenden Ereignissen auseinander und versuche Handlungsalternativen zu finden, die mir guttun und meine Bedürfnisse erfüllen, ohne mich selbst zu verletzen.

Die Angst ist verschwunden

Inzwischen gehe ich offener mit dem Thema um und muss feststellen, dass auch in meinem Bekannten- und Freundeskreis einige Frauen (teilweise nur latent, beispielsweise in Konflikt- und Stresssituationen) von diesem Thema betroffen sind. Meine frühere Angst, dafür ausgelacht oder missachtet zu werden, hat sich nicht bewahrheitet, sondern ich bin im Gegenteil auf Verständnis gestoßen. Natürlich erzähle ich es nicht jedem. Aber in einem geschützten Rahmen, wo ich das Gefühl habe, sicher zu sein und verstanden zu werden, da ist es für mich okay.

Zusammenfassend kann ich sagen: Als richtig geheilt (mit einer Haut wie eine Schönheit aus Film und Presse) werde ich mich nie bezeichnen. Aber ich bin glücklich über meine tollen Fortschritte. Ich biete das Thema Skin Picking als Behandlung in meiner eigenen Praxis an, weil ich meinen Patienten das Gefühl geben kann, dass ich weiß, wovon sie sprechen. Ich habe das Glück, dass ich aus meiner Leidensgeschichte, die mich 40 Jahre lang begleitet hat, eine positive Bilanz ziehen kann.

11. Jacqueline, 18 Jahre: Eine Achterbahnfahrt mit Höhen und Tiefen

Ich lebe in der Nähe von Bremen und bin Abiturientin. Seit etwa sechs Jahren leide ich unter Dermatillomanie (Skin Picking). Ich kam früh in die Pubertät, und seither habe ich Akne und eine schlechte Haut, die schnell fettet. Irgendwann muss ich Gefallen daran gefunden haben, meine Pickel und Unreinheiten auszudrücken, und so war der Startschuss für alles Weitere gegeben.

Im Alter von ungefähr 14 bis 16 Jahren war Skin Picking für mich aber auch eine Art des selbstverletzenden Verhaltens. Aus vielen Gründen ging es mir in der Zeit psychisch sehr schlecht, ich hasste mich und mein Leben und habe mich mit dem Skin Picking bestraft. Mein Selbstwertgefühl war im Keller, da ich nicht akzeptieren konnte, wie ich aussah. Ich hielt mich regelrecht für ein Monster. Erst mit etwa 15 ½ habe ich erfahren, dass ich unter Skin Picking leide. Vorher dachte ich, mein Verhalten sei normal. Ich finde es sehr schade, dass Dermatillomanie ein so unbekanntes und häufig nicht ernstgenommenes Thema ist.

Die betroffenen Stellen sind bei mir das Gesicht, der Hals, der Nacken, das Dekolleté, die Schultern und Oberarme, der Rücken und zeitweise auch meine Oberschenkel. Inzwischen bin ich an den besagten Körperregionen fast komplett vernarbt – mal mehr, mal weniger. Es kommen immer wieder neue Pickel dazu, die ich durch das Drücken zu neuen Narben mache.

Scham und Verstecken

Viele Narben werden für immer bleiben, das ist mir bewusst. Lange Zeit habe ich mich deswegen stark geschämt und mich versteckt. Für mich stand immer an erster Stelle, dass niemand sehen darf, wie ich unter der Schminke und unter den Klamotten wirklich aussehe. Also vermied ich alle Unternehmungen und Aktionen, bei denen meine scheinbar perfekte Fassade gefährdet wurde. Ich ging nicht mehr schwimmen und hatte beim Schulschwimmen stets Ausreden parat oder habe geschwänzt. In den Schul-Umkleiden beim Sport habe ich mich in die Toilette eingeschlossen und mich dort umgezogen, damit niemand meine Narben sehen kann.

Ich habe im heißesten Hochsommer zeitweise nur lange Hosen getragen und dazu entweder ein Oberteil, das Dekolleté und Oberarme verdeckt, oder ein Top mit Schal. Jeden Morgen die gleiche Frage: „Was ziehe ich an? Was verdeckt genug?“ Schminken war für mich ein absolutes Muss, egal, wie sehr ich schwitzte oder wohin ich ging. Außerdem habe ich viele Verabredungen abgesagt, um mich in meinem Zimmer einzuschließen. Auch wenn meine Schwester Besuch nach Hause mitbrachte und ich ungeschminkt war, habe ich mich in meinem Zimmer verschanzt und bin erst wieder herausgekommen, wenn der Besuch weg war. Die Scham für mein Aussehen war zu groß, als dass ich mich anderen Menschen außer meiner nahen Familie hätte zeigen können. Meine Scham hat mich in meinem Alltag so sehr eingegrenzt, dass ich mir selbst nicht mehr normal vorkam.

Doch nun zum Skin Picking an sich, für das es viele Möglichkeiten gibt: kratzen, pulen, reißen, stechen, drücken, quetschen und so weiter. Ich persönlich würde mich als Drückerin und Quetscherin bezeichnen, ich kratze weniger. Das Kratzen kommt meistens nur nach dem Duschen vor, wenn meine Haut trocken ist und ich die Krusten spüre. In der Regel benutze ich keine Hilfsmittel wie Pinzetten oder Nadeln, sondern ausschließlich meine Finger.

Ich bin Trance-Pickerin

Es gibt zwei Arten von Skin Picking für mich: Den Trancezustand, in dem ich die Kontrolle verliere, und die relativ gut kontrollierbare Art. Letztere kommt seltener vor und besteht meist aus wenigen Sekunden oder Minuten, in denen ich gezielt nach großen Unreinheiten suche und mir bewusst darüber bin, was ich tue. Der Trancezustand ist Grundstein für meine Rückfälle und kann ein bis zwei Stunden dauern, in denen ich vor dem Spiegel stehe und völlig vertieft bin. Ich bin währenddessen erfüllt von Euphorie und Befriedigung, weshalb dann kein Platz für Warnungen in meinem Kopf ist. Selbst wenn ich spät in der Nacht total müde bin und eigentlich dringend schlafen gehen möchte, hält mich dieser Trancezustand hellwach, und ich könnte die Nacht nur damit verbringen, an meiner Haut zu drücken. Wenn ich dann endlich aufhöre, bin ich meist erschöpft und voller Reue, Entsetzen und Traurigkeit, weil ich erst dann realisiere, was ich getan habe. Es fühlt sich ein bisschen wie ein Blackout an, aus dem man wieder erwacht.

Gefährlich: Wochenenden mit viel freier Zeit

Der Abend und die Nacht sind für mich die gängigsten Zeiten für Skin Picking, danach kommt der Morgen direkt nach dem Aufstehen und danach die Zeiten zwischendrin. Wenn ich Ferien oder ein unausgeplantes Wochenende habe, kann es schon einmal dazu kommen, dass ich alle paar Stunden vor dem Spiegel stehe und somit den Großteil der Tage mit Skin Picking verbringe. Wenn es hart auf hart kommt und ich meine Haut sehr schlimm verunstaltet habe, versuche ich das durch Duschen, Peelings, Masken und Pflaster wiedergutzumachen. Natürlich bringt das wenig, weil mein Hautzustand nicht von heute auf morgen umwerfend werden kann. Aber ich fühle mich dann besser.

Durch die Trancezustände entstehen die großen Rückschläge, die sich aus vielen kleineren Rückfällen zusammensetzen. Einmal gedrückt, verursache ich damit mehr Unreinheiten und rote Stellen, als ich vorher hatte, und bei mehr Unreinheiten ist der Drang nach Skin Picking größer. Große Rückschläge dauerten in der Vergangenheit meist bis zu einer Woche, in der ich jeden Tag viel zu viel Zeit damit verbrachte, mich zu verunstalten. Wenn es mir allgemein schlecht geht, kann sich so ein Rückschlag allerdings auch monatelang hinziehen. Man könnte sagen, dass meine Dermatillomanie wie eine Achterbahnfahrt mit Höhen und Tiefen ist, jedoch gibt es heute glücklicherweise weniger Tiefphasen als früher.

Der Wendepunkt

Nun will ich etwas näher darauf eingehen, wann für mich der Punkt kam, ab dem ich mich Schritt für Schritt öffnete und mich immer mehr traute. Der Wendepunkt war nämlich an meine erste Beziehung gekoppelt, die begann, als ich 16 war. Es war also mein Exfreund, der mir gezeigt hat, wie man wirklich lebt. Nur durch ihn, seine Liebe und sein vollstes Verständnis habe ich nach und nach gelernt, mich selbst zu lieben und zu respektieren. Er hat mich stets aufgebaut, wenn es mir schlecht ging, und wenn wir beieinander waren, fühlte ich mich sorgenlos und frei. Mein Denken und die Art, wie ich mich und mein Leben sehe, hat sich nur durch seine

Hilfe verändert. Irgendwann war ich sogar soweit, unabhängig von ihm an mir selbst und meiner Lebenseinstellung zu arbeiten.

Bei vielen anderen Menschen in meinem Umfeld bin ich nicht auf so großes Verständnis gestoßen; dazu gehören auch Ärzte. Ganz am Anfang war ich einmal beim Hautarzt, der mir ein Gesichtswasser mit Alkohol verschrieb. Es half ganz gut, doch mein Vater hat es mir sehr bald verboten, weil es auch Antibiotika enthielt. Daraufhin bin ich jahrelang nicht mehr zum Arzt gegangen, weil ich dachte, dass sie mich dort sowieso nicht verstehen würden.

Kein Verständnis bei Ärzten

Irgendwann hat mich meine Mutter so sehr dazu gedrängt, dass ich doch wieder einen Termin beim Hautarzt und auch beim Frauenarzt gemacht habe. Beiden Ärzten habe ich von dem Skin Picking erzählt, aber bei keinem habe ich mich verstanden gefühlt. Ich bekam die Pille verschrieben und ein paar Cremes, was ein Stück Hoffnung in mir aufkommen ließ. Die Cremes brachten aber keine großen Erfolge, da das eigentliche Problem ja nicht meine Haut, sondern das Skin Picking ist. Inzwischen nehme ich nur noch die Pille und betreibe meine eigene, unabhängige Hautpflege. Ich möchte alleine aus dem Dilemma herauskommen, weshalb für mich auch keine Therapie infrage kommt.

Ich habe viele Methoden und eigene Tricks entwickelt, wie ich mich vom Skin Picking abhalte oder mir Motivation hole, wenn ich sie brauche. Wichtig für mich ist, mit anderen zu reden. Früher habe ich das nie getan, sondern alle meine Probleme in mich hineingefressen – bis ich erkannt habe, dass es besser ist, sich mit Vertrauenspersonen auszutauschen. In Momenten der Traurigkeit kann es hilfreich sein, sich ablenken zu lassen oder einfach sein Herz auszuschütten. Das klappt leider nicht immer, weil man manchmal niemanden zum Reden hat, aber es schadet auf jeden Fall nicht!

Sich Rückfälle verzeihen

Ich habe auch erkannt, dass ich mir Rückfälle verzeihen muss, da sie normal und menschlich sind. Egal, wie schwer es ab und an ist, man sollte die Schuld nicht nur bei sich selbst suchen. Solange ich nach vorne schaue und weiterkämpfe, ist alles gut. Bei der Hautpflege habe ich erkannt: Weniger ist mehr! Früher habe ich zu aggressiven Reinigungsprodukten gegriffen und sie sehr häufig verwendet, heute habe ich mich umgestellt und benutze seltener eine viel kleinere Auswahl an Pflegeprodukten.

Seit ich auf Milchprodukte weitestgehend verzichte, mehr Wasser trinke und häufiger Obst und Gemüse esse, geht es meiner Haut besser. Auch das Schwitzen beim Sport kann sich positiv auf meinen Hautzustand auswirken. Außerdem habe ich mich vom sogenannten „Habit Reversal Training“ inspirieren lassen und mir meine eigenen Verhaltensweisen deutlicher gemacht.

Mein Blog: Therapie durch Öffentlichkeit

Ich führe neben meinem eigenen Blog (http://mein-leben-mit-skin picking.blogspot.de) ein persönliches Tagebuch, in dem ich nahezu täglich notiere, wie es mir geht, ob ich gedrückt habe und wenn ja, was mich dazu veranlasst haben könnte. Mein Blog ist inzwischen nicht mehr nur ein Tagebuch, sondern eine Art öffentliche Therapie. Es hilft mir ungemein, meine Gefühle und Gedanken zu verschriftlichen und zu wissen, dass ich damit nicht nur mir selbst helfe, sondern vielleicht auch ein paar betroffenen Lesern. Ich kann Fotos posten und meinen Entwicklungsstand zu jeder Zeit nachvollziehen. Das macht den Kampf gegen das Skin Picking strukturierter und übersichtlicher. Nicht zuletzt trage ich meinen Teil dazu bei, dass Skin Picking bekannter in Deutschland wird und sich weniger Betroffene alleine damit fühlen.

Weiterhin setze ich mir kleine Zwischenziele, mit denen ich ein konkretes Ergebnis erreichen möchte. Diese Zwischenziele sind beispielsweise besondere Anlässe oder der Sommer als warme Jahreszeit. Wenn ich mein Vorhaben erreiche, kann ich mich mit einer Kleinigkeit belohnen und habe so häufiger die Möglichkeit, mich über Erfolge zu freuen. Für Spiegel – ein großes Thema – habe ich auch ein paar persönliche Tricks entwickelt, die aber leider nicht immer funktionieren.

Darüber hinaus kann ich von mir sagen, dass ich ziemlich gut informiert über die Materie bin, mich viel im Internet umschaue und zum Beispiel Youtube-Videos von anderen Betroffenen ansehe. Die motivieren mich, und gelegentlich finde ich dort spezielle Tipps und Tricks, die ich in meinen eigenen Alltag einbaue. Ich bin der Meinung, dass man nie genug wissen kann und dass jeder von jedem lernen kann.

Zusammenfassend geht es schlicht und einfach darum, mich selbst auszutricksen und mir den Kampf möglichst einfach zu gestalten. Dabei versuche ich stets, den folgenden Gedanken im Hinterkopf zu behalten: „Du bist ein toller und schöner Mensch, auch mit deinen Fehlern." Den gibt es auch in Varianten wie: „Akzeptiere dich so, wie du bist, es hätte dich viel schlimmer treffen können." oder „Mach etwas aus dir und spring über deinen Schatten!" oder „Es ist völlig egal, was andere Menschen, die keine Ahnung haben, von dir denken. Lass dir dein Leben nicht von denen versauen!"

Ich schaue optimistisch in die Zukunft und werde nicht aufgeben, das ist sicher! Denn wer aufgegeben hat, kann den Kampf nicht mehr gewinnen!

Update: Auch 9 Jahre nach Erscheinen der ersten Auflage dieses Buches engagiert sich Jacqueline weiterhin für die Aufklärung über Skin Picking. Inzwischen ist sie auch auf Instagram zu finden: unter @jacqueline.sknpckng.

Teil C: Bilder

Hier seht ihr Bilder und Fotos, die Betroffene in der Auseinandersetzung mit ihrem Skin Picking produziert haben. Wer es schafft, sein Problem auf einer symbolischen Ebene zu bearbeiten, ist schon einen wichtigen Schritt weiter.

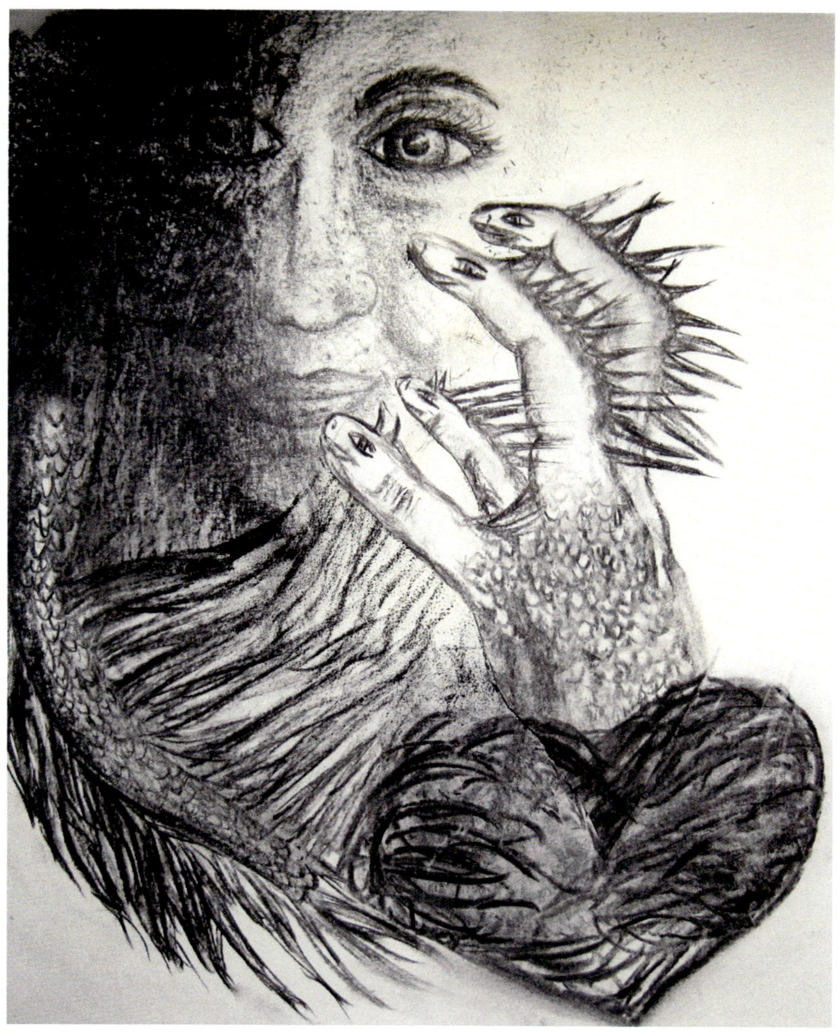

„AE-Bild“ von Lotte*

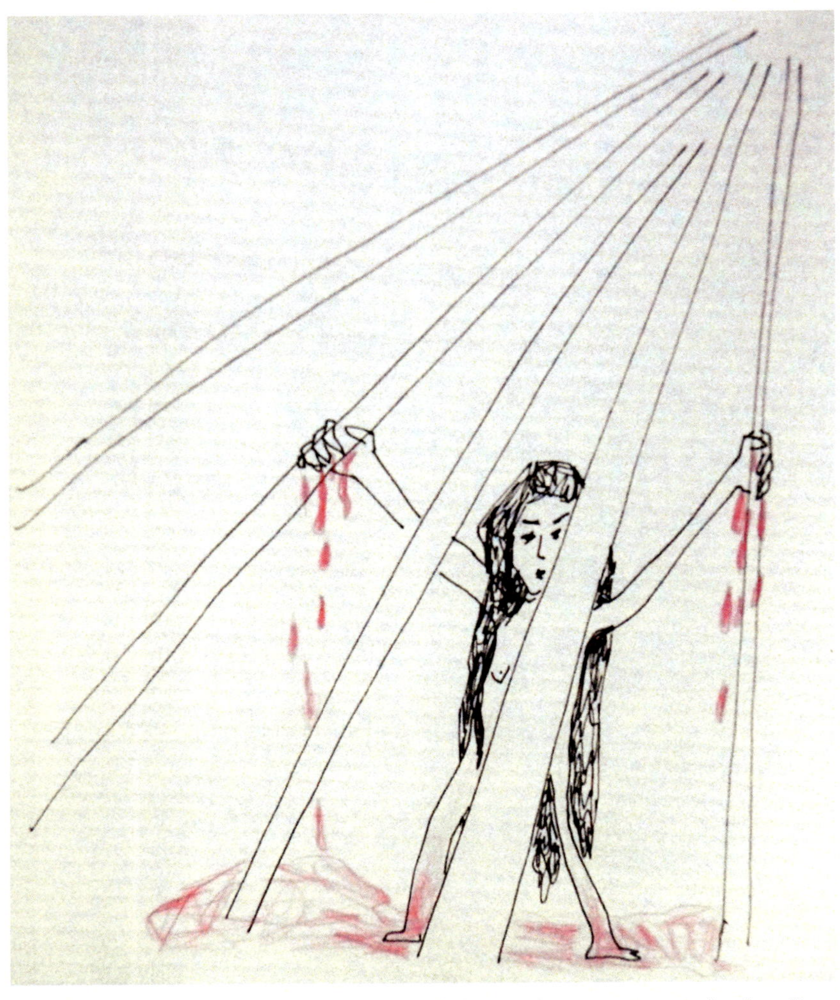

„Gefangen im selbsterschaffenen Käfig", 23 Jahre, von Nina Eberhardt

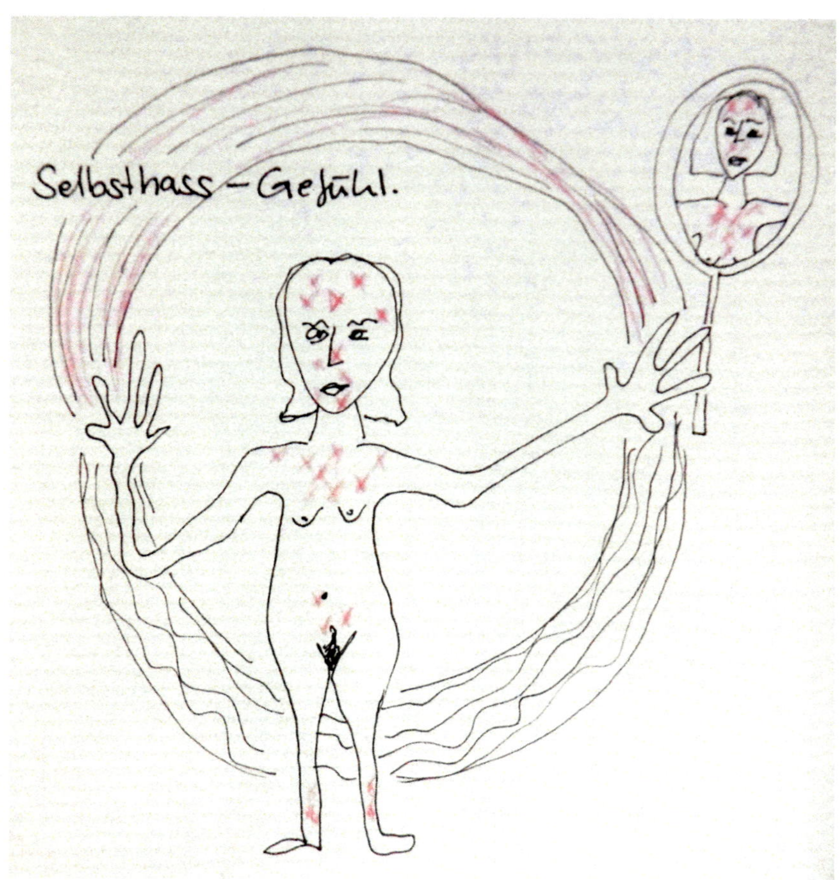

„Gefangen im Teufelskreis", 23 Jahre, von Nina Eberhardt

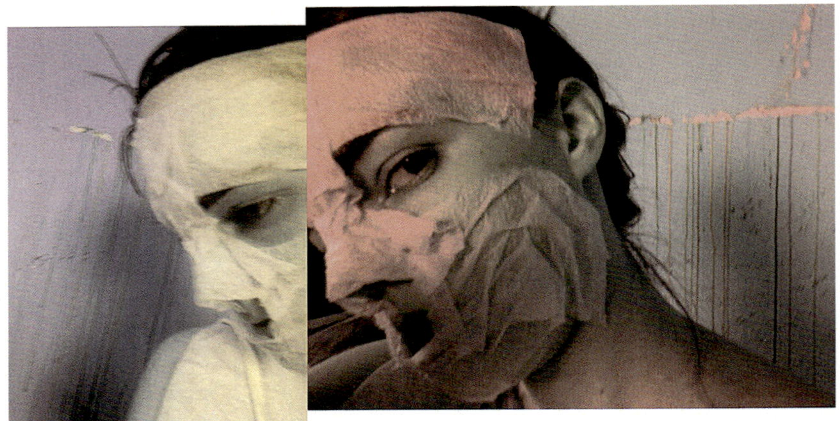

„Mit mir VERBUNDEN II“, 25 Jahre, von Nina Eberhardt

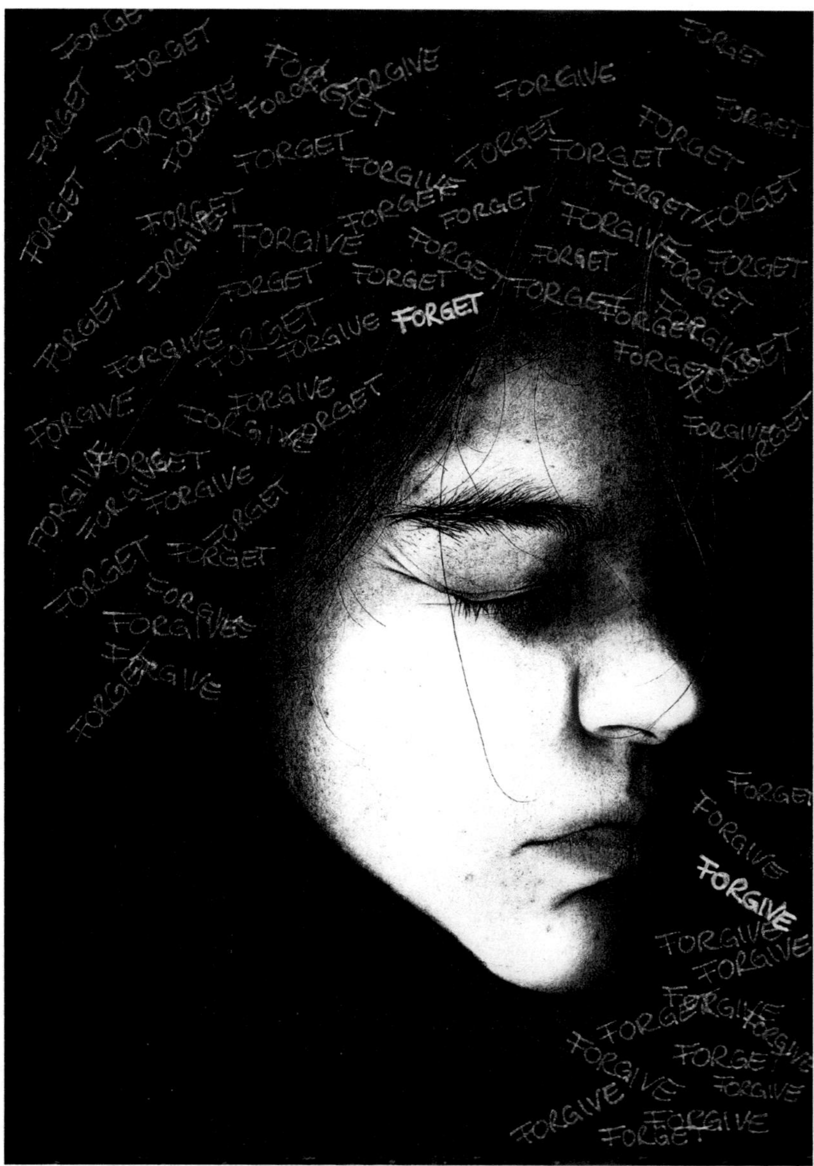

„Forget & forgive“, 26 Jahre, von Nina Eberhardt

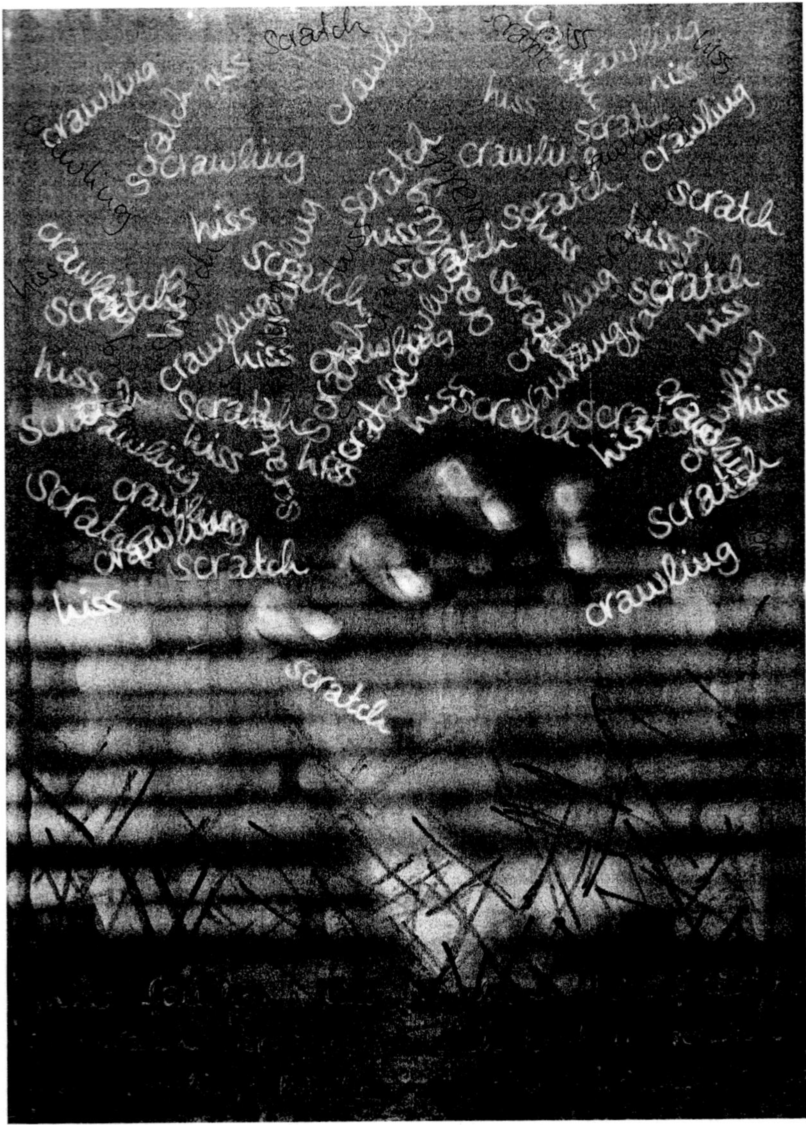

„Crawl & scratch", 26 Jahre, von Nina Eberhardt

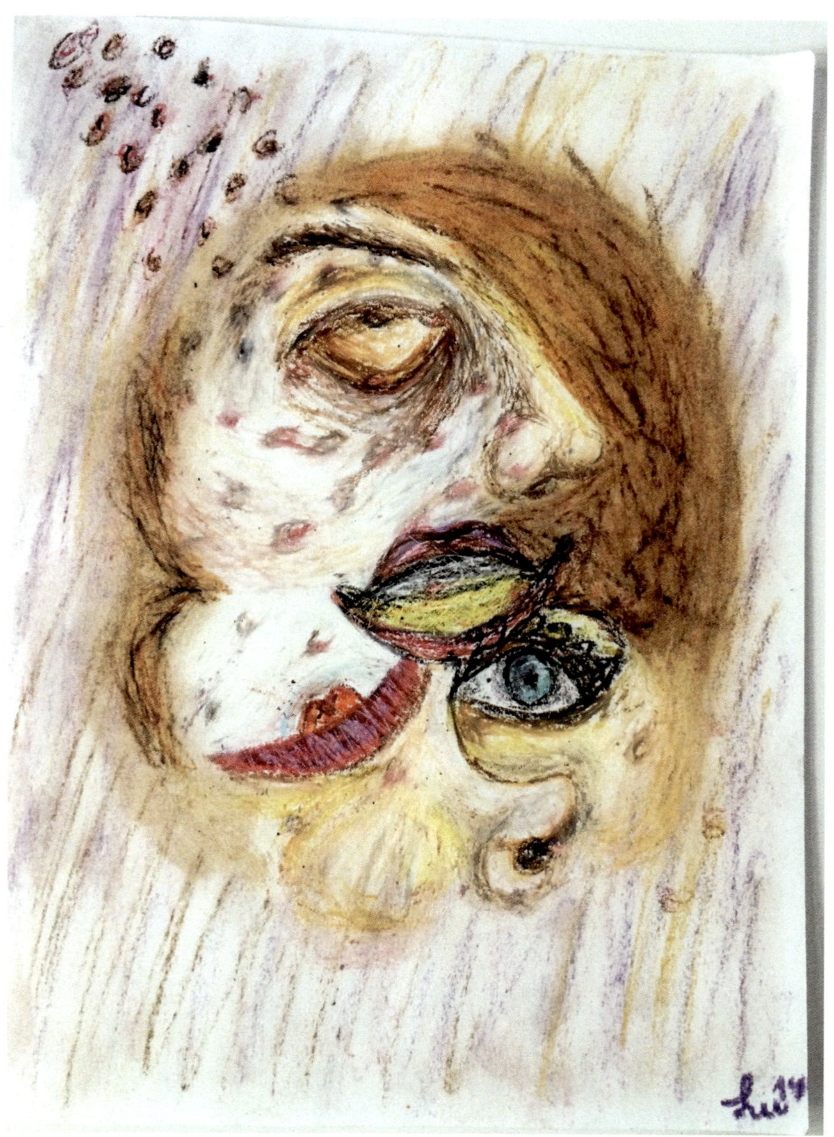

„Wandlung“ von Laura W.

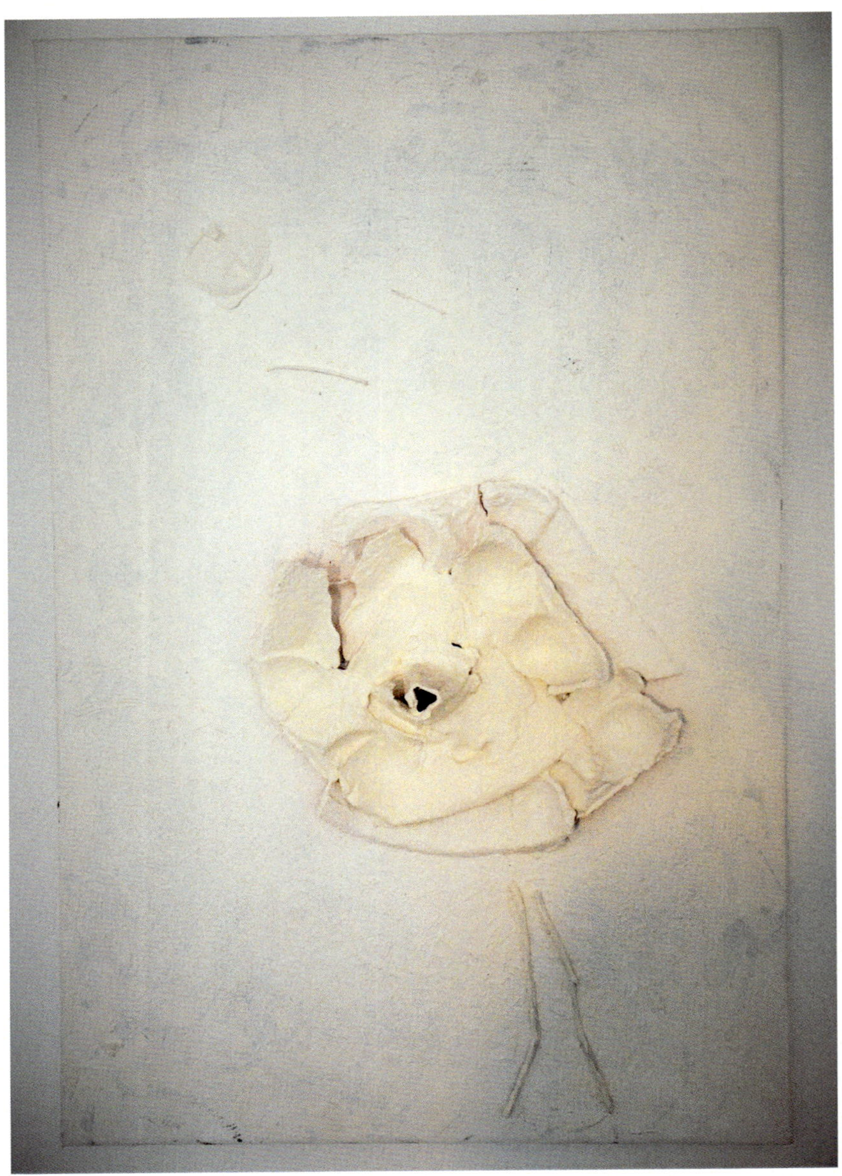

„Unvollkommene Tänzerin 1" von Amelie

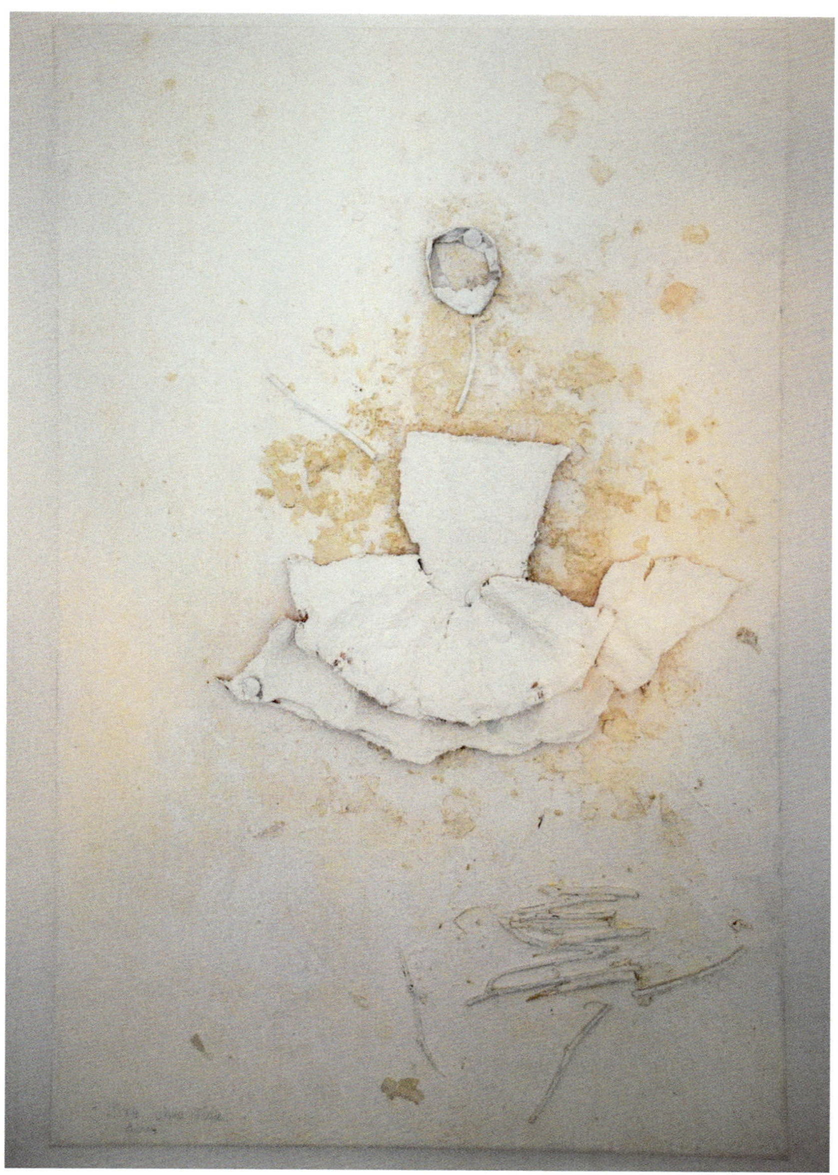

„Unvollkommene Tänzerin 2“ von Amelie

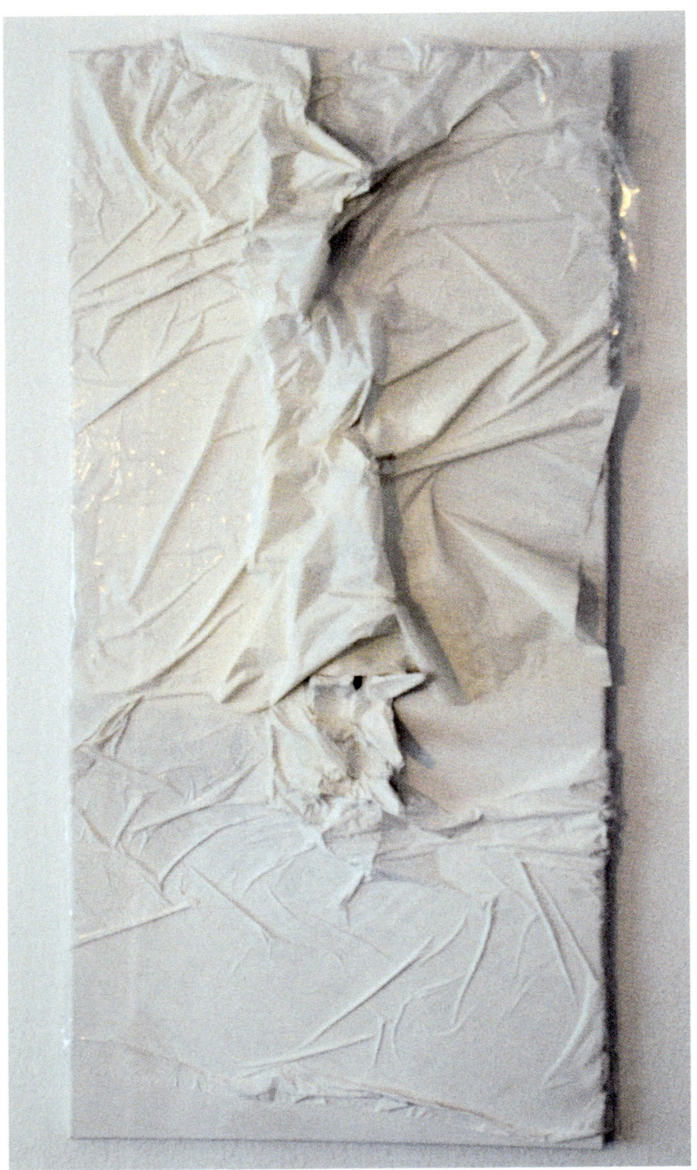

„Wirbelsäule" von Amelie

ICH BIN EIN POR-
SCHE BIN ICH
EIN PORSCHE
EIN PORSCHE
BIN ICH
BIN EIN POR-
SCHE ICH

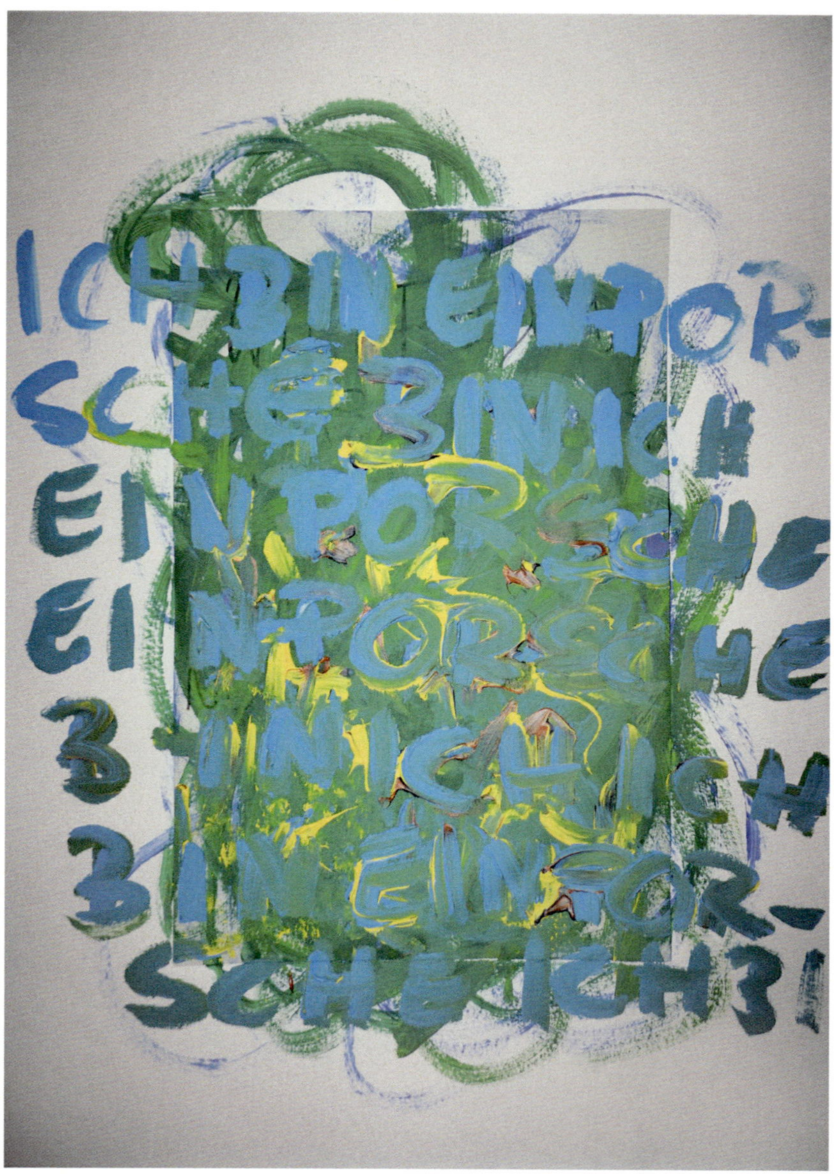

„Ich bin ein Porsche“ von Amelie

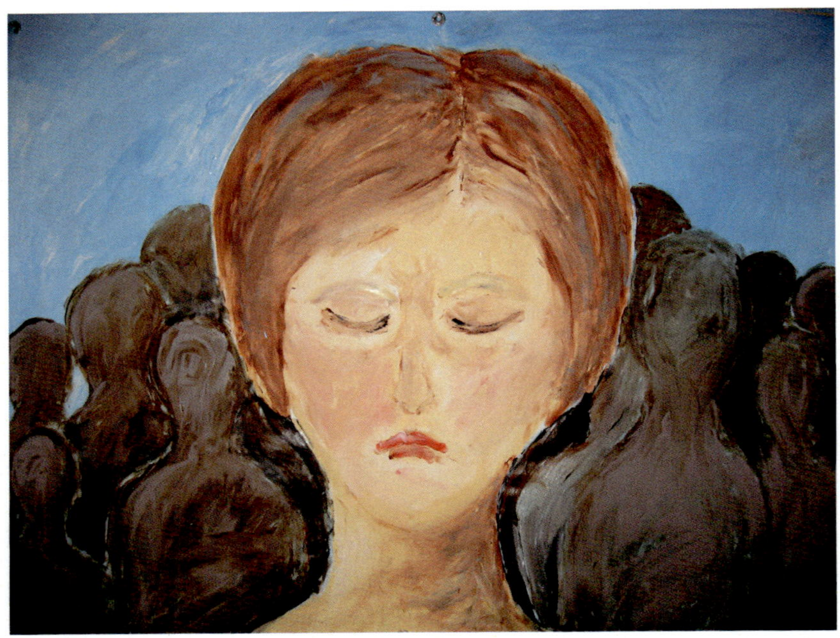

„Ich und was mich stresst!" von Silke Quambusch

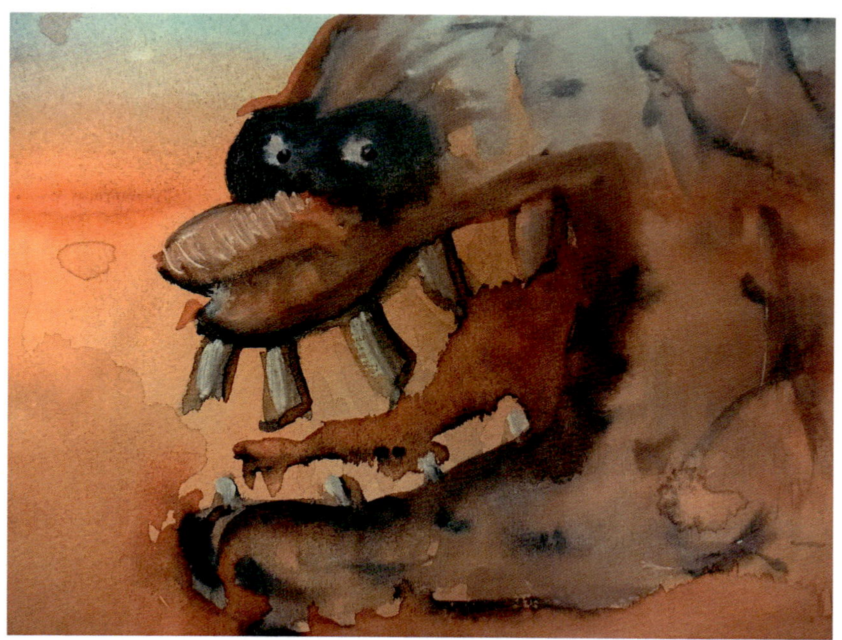

„Monster Aquarell" von Silke Quambusch

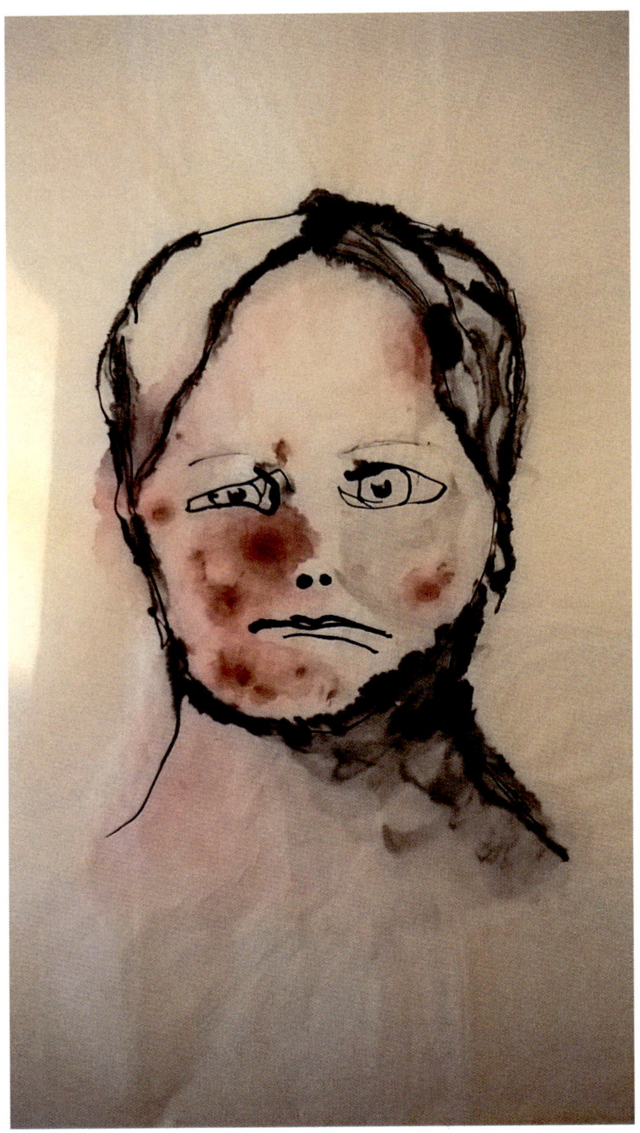

„Porträt mit Verletzungen“ von Silke Quambusch

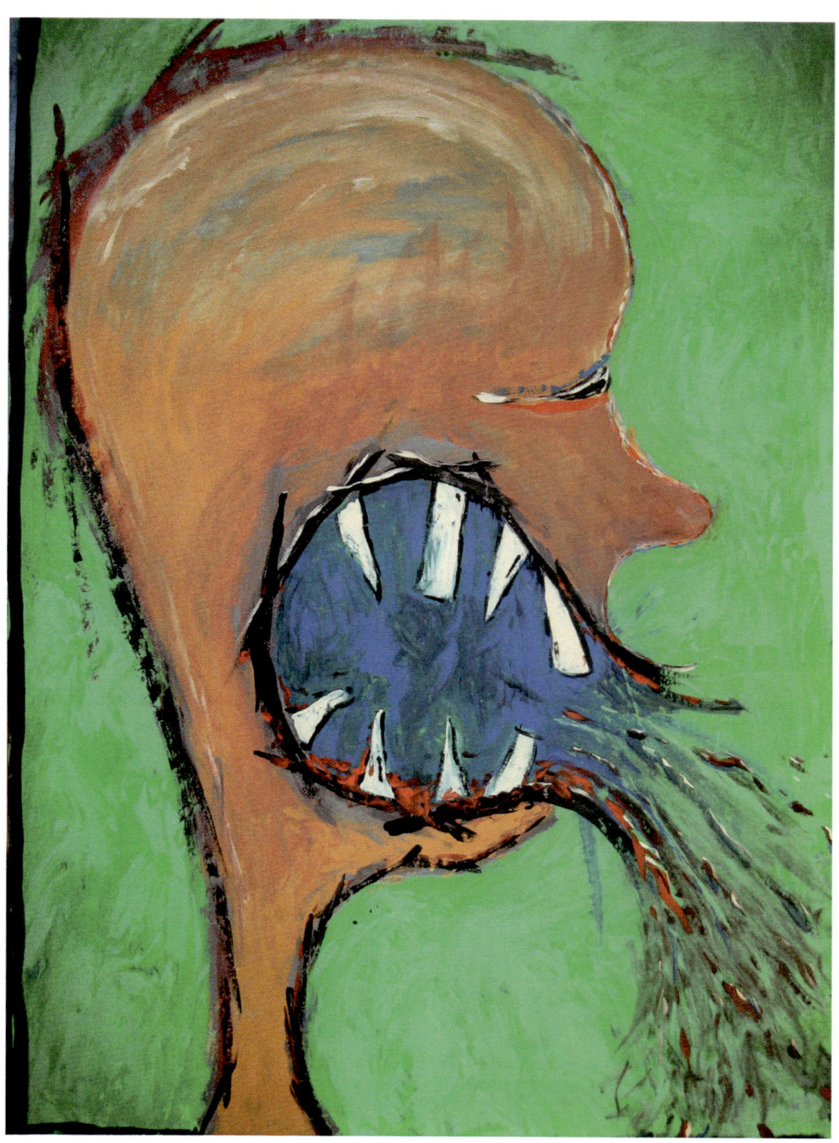

„Zum Kotzen“ von Silke Quambusch

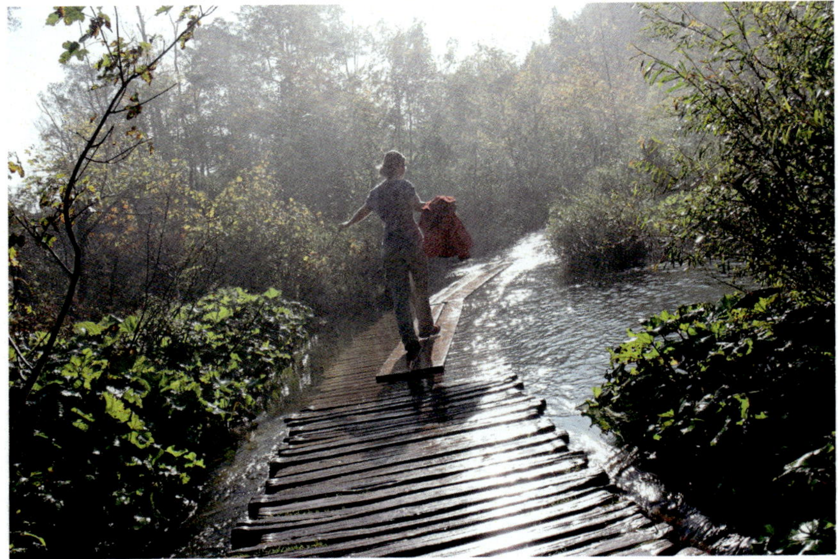

„Neue Wege gehen“ von Lotte*

Teil D: Selbsthilfe

1. Skin Picking ist in Wirklichkeit dein Freund. Erfahrungen als Therapeutin (von Barbara Schubert)

Ich bin seit 2009 Heilpraktikerin für Psychotherapie und arbeite seit 2011 mit Klienten, die unter Skin Picking leiden. Grund ist, dass ich selbst davon betroffen war (siehe die Geschichte „Wegbegleiter für Betroffene sein" in diesem Buch). Ich weiß also, wovon ich rede. Und ich sage: Skin Picking ist in Wirklichkeit dein Freund. Auch, wenn du es als deinen Feind ansiehst. Warum treffe ich diese Aussage, warum stelle ich sie mitten in den Raum?

Was bringt einen Menschen dazu, sich jeden Tag aufs Neue selbst zu verletzen – und das für kurze Momente bis zu mehreren Stunden am Stück? Sich selbst zu verletzen mit Fingern, Pinzette, Nadel, Nagelfeile oder was auch immer. Oder die Finger wandern wie von selbst über Gesicht, Arme und Schultern, Dekolleté oder Beine, während sie oder er ein Buch liest, fernsieht, am PC arbeitet. Bei jeder Unebenheit halten die Finger inne, fühlen, wie hoch diese ist. Sie spüren immer wieder nach, wie sich diese Erhebung genau anfühlt, um sie dann mit den Fingernägeln zu beseitigen, niederzumachen, weil sie stört, weil sie dort nicht sein darf. Weil jede Unebenheit das Gefühl von Glattsein stört und deshalb beseitigt werden muss.

Tief in unserem Inneren wissen wir alle, dass mit dem Abkratzen der Krusten und Bearbeiten der Wunden und Pickeln und Unebenheiten noch tiefere Wunden entstehen – aber alles muss weg, es darf nicht da sein. Weil es nicht das Gerade, Glatte, Perfekte ist und schlimmer als alles andere. Deshalb werden die Verletzungen, die Wunden, die Schmerzen, die Scham und das Schuldgefühl über das eigene Zerstören wider besseres Wissen in Kauf genommen.

Etwas will raus

Die andere Variante ist: Irgendetwas möchte aus allem raus, wenn innerlich Druck entsteht. Das fühlt sich dann wie so eine Art Getriebensein an. Dazu kann gehören, dass man bestimmte Aufgaben nicht erledigen möchte oder man sich ihnen nicht gewachsen fühlt. Dazu kann auch gehören, dass man so genannte schlechte Gefühle wie Trauer, Wut, Enttäuschung, Angst oder Ärger erlebt und diese sich vor dem Spiegel Bahn brechen. Dann folgt die millimetergenaue Untersuchung der Haut nach Unebenheiten, die beseitigt werden müssen – alles, was stört, muss weg. Durch das Bearbeiten der Haut (Skin Picking) entsteht eine Trance oder eine Abspaltung, die verhindert, dass man bewusst wahrnimmt, was hier gerade passiert. Es ist wie ein Strom, der einen mitträgt oder mitreißt: Es gibt kein Halten mehr, bis das Aufwachen kommt. Dann erwacht das Erkennen über das eigene Tun, das Scheitern, das Sich-Schämen und die Schuldgefühle, dass man sich schon wieder nicht unter Kontrolle gehabt hat, wieder versagt hat, sich wieder verletzt und verunstaltet hat. Das Unglücklichsein darüber, weil sich andere im Griff haben, nur ich selbst mal wieder nicht. Es ist immer wieder das Gleiche, ich habe versagt. Und jeder sieht, was ich getan habe.

Selbstbestrafung

Aber auch Gefühle der Freude, des Genießens können Skin Picking Verhalten auslösen, dann ist es wie eine Selbstbestrafung, weil ich mich glücklich gefühlt habe. Das kann ein schöner Tag mit Freunden sein, die Zufriedenheit darüber, dass sich eine Aufgabe im Beruf erfolgreich gelöst hat oder ich einfach guten Sex gehabt habe. Es ist, als ob ich das nicht genießen darf, das Schöne und Gute nicht zu mir darf oder überhaupt nicht zu mir gehört. Weil ich es zerstören muss. Weil nicht sein darf, auch nicht das, was im Leben Freude bereitet.

Geheimnis und Gefängnis

Und so ein Verhalten soll mein Freund sein? Warum diese verwirrende Aussage? Und es geht noch weiter: Skin Picking passiert hinter verschlossenen Türen, weil es mein Geheimnis ist und weil es keiner wissen darf. Oft sind weder die Freunde, Partner oder Eltern in mein Geheimnis Skin Picking eingeweiht. Zum einen überwiegt die Scham über mein Tun und zum anderen halte ich mich ja auch selbst für anormal, weil ich mit dem Drang, mich zu verletzen, einfach nicht aufhören kann.

Viele der Betroffenen versuchen mit großem Geschick, die Auswirkungen ihres Handelns zu verheimlichen. Weil sie sich für ihr Aussehen schämen, vermeiden sie vor allem während Sommerhitze den Besuch von Schwimmbädern, sportliche Aktivitäten oder Urlaubsreisen ans Meer. Sie verlassen das Haus nur, wenn es draußen dunkel ist, oder gehen überhaupt nicht mehr raus. Das aber bringt zusätzlichen Stress, der zu weiteren Skin-Picking-Attacken führen kann. Dann ist mein Haus oder meine Wohnung sogar mein Gefängnis, und so entsteht ein Teufelskreis, der einfach nicht mehr aufhört.

Jeder wünscht es sich weit weg

Dass Skin Picking in Wirklichkeit mein Freund ist und nicht mein Feind, sage ich allen Klienten, wenn sie zum ersten Mal zum Informationsgespräch in meine Praxis kommen (im Folgenden spreche ich wegen der besseren Lesbarkeit nur noch in der männlichen Form von den Klienten). Dann bemerke ich in den Augen und im Gesicht meiner Klienten große Ungläubigkeit. Jeder Betroffene wünscht sich Skin Picking ganz weit weg und bestimmt nicht in seinem Leben. Ich erkläre ihnen, dass Skin Picking etwas ist, das sie auf etwas hinweisen möchte, auf Themen, die bearbeitet werden wollen. Ich mache den Klienten darauf aufmerksam, dass er sich lieber selbst verletzt, bevor es andere tun, und bitte ihn zu hinterfragen, welchen Stellenwert er als Person für sich ansetzt. Ich erkläre, dass die Haut unser größtes Organ ist und die Grenze zwischen mir und der Außenwelt. Ich frage: Wer hat die Grenze in der Vergangenheit überschritten, wer hat dich verletzt? Und warum wohl bist du derjenige, der dieses Verhalten der anderen von früher übernimmt?

Die Einstiegsübung

Ohne vorgreifen zu wollen, kann ich sagen, dass jeder, der die Therapie bei mir beendet hat, weiß, dass Skin Picking nur eins der Themen darstellt, die den Klienten belasten. In der Therapie geht es unter anderem darum, die Erkenntnis zu gewinnen, dass ich mich in meinem derzeitigen Leben hauptsächlich mit meinem Aussehen beschäftige und die ganze Welt und das Leben drumherum ein Stück weit in Vergessenheit gerät. Hierzu mache ich am Anfang eine einfache Übung. Ich gehe vor die Tür des Praxisraums und bitte meine Klienten einfach, von innen die Tür zuzuhalten, egal wie sehr ich von außen dagegen drücke. Er soll sich vorstellen, dass ich Skin Picking bin und an seinem Leben teilhaben möchte. Er will mich aber verständlicherweise nicht und bietet seine gesamte Energie auf, um mich ‚draußen' zu halten. Nach einer Weile, wenn ich das Signal gebe, dass die Übung vorbei ist, bitte ich ihn, mir zu sagen, warum er glaubt, dass ich diese Übung mit ihm gemacht habe. Fast immer kommt die richtige Antwort, dass es in diesem Moment deutlich spürbar ist, wie viel Energie und Kraft es kostet, Skin Picking aus seinem Leben auszusperren. Aber es gibt noch eine zweite Erkenntnis: Wenn ich mich nur auf mein Aussehen und damit auf Skin Picking konzentriere, bemerke ich alle anderen Dinge in meinem Leben – und damit auch die schönen – nicht mehr, denn mein Fokus und meine gesamte Aufmerksamkeit richten sich nur auf das eine Thema!

Den Fokus ändern

Viele Menschen kennen das aus anderen Zusammenhängen: Etwas, das gerade wichtig für mich ist, bemerke ich viel häufiger als etwas, das mir egal ist. Und es spielt keine Rolle, ob es etwas ist, das mir gut gefällt (zum Beispiel: ein neues Auto in einer bestimmten Farbe oder einer bestimmten Marke) oder komplett missfällt (z. B. alle meine Kollegen sind heute schlecht gelaunt oder verärgert). Die Übung mit der Tür dient dazu, körperlich spürbar zu machen, was es mit jemandem macht, wenn er seine ganze Energie ausschließlich auf ein bestimmtes Thema richtet. Schlussfolgerung: Ich muss meinen Fokus verändern, mich Dingen zuwenden, die mir Spaß machen, die mir guttun und wieder Lebensfreude geben. Natürlich höre ich schon die Stimmen, die sagen, du hast gut reden, wenn es denn so einfach wäre. Stimmt einerseits, aber ohne diese Erkenntnis kann ich keine ersten Schritte in Richtung Heilung unternehmen.

Knibbeln ist menschlich

Im Rahmen des Informationsgesprächs gehe ich mit den Klienten die Eckdaten (Alter, Beginn und Häufigkeit von Skin Picking und mehr), möglichen Ursachen und den geplanten Therapieverlauf durch. Ich verdeutliche meinen Klienten, dass es normal ist, sich selbst zu berühren und unbewusste Handlungen auszuführen, wie zum Beispiel mit den Haaren zu spielen, das Gesicht zu berühren, sich am Kopf zu kratzen oder mit Stift oder Schmuck zu spielen. Das belegen auch Daten, die aufgrund einer Umfrage aus dem Jahre 2002 erhoben wurden. (1) Demnach knibbeln über 90 Prozent gelegentlich an der eigenen Haut, fast 60 Prozent täglich, und 4,6 Prozent knibbeln mit deutlichem Leidensdruck und/oder Beeinträchtigung der Lebensqualität an ihrer Haut. Diese 4,6 Prozent sind Skin-Picking-Betroffene, aber fast alle anderen kennen ebenfalls die Bearbeitung der eigenen Haut. Das heißt, diese Angewohnheit ist menschlich. Und auch aus dem Tierreich sind uns solche Verhaltensweisen bekannt.

Was ist normal, was krankhaft?

Jetzt stellt sich die Frage, ab wann gilt das Drücken, Quetschen, Knibbeln und Kratzen an der eigenen Haut als pathologisch (krankhaft)? Ein Teil der folgenden Kriterien sind Diagnosekriterien aus dem DSM-5. Das ist ein Diagnosemanual, aber eines, das in den USA entwickelt wird und vor allem dort gültig ist. In Europa und Deutschland wird bei der Klassifizierung psychischer Erkrankungen überwiegend das ICD-10 angewendet. In dem geplanten Nachfolge-Manual ICD-11 soll Skin Picking als eigene psychische Erkrankung aufgenommen werden (mehr dazu im Kapitel „Was ist Skin Picking?").

Wir sprechen von Skin Picking (Dermatillomanie) und nicht mehr von normalem Knibbeln, wenn ...

- das Verhalten zu stark ausgeprägt ist, zu lange andauert oder zu häufig auftritt
- es in unangemessenen Situationen auftritt, wie zum Beispiel wenn am Arbeitsplatz der Drang zu knibbeln, drücken, quetschen und kratzen nicht mehr kontrollierbar ist
- es einen erhöhten Leidensdruck verursacht
- es eine Beeinträchtigung der Lebensqualität nach sich zieht
- das Verhalten zum sozialen Rückzug führt

- die Haut zusehends geschädigt wird
- es bereits wiederholte Versuche gab und gibt, mit dem Verhalten aufzuhören oder es zu reduzieren
- das Verhalten zu einer Gefährdung wie zum Beispiel Blutvergiftung führt
- der Klient sich übermäßig mit der Haut beschäftigt und die Beschäftigung mit der äußeren Erscheinung immer im Mittelpunkt steht
- der Klient ständig sein eigenes Erscheinungsbild im Spiegel überprüft
- der Klient eine ausgeprägte Körperpflege betreibt
- der Klient sich gedanklich und durch Handlungen ständig mit dem Verhalten auseinandersetzt, zum Beispiel durch die Suche nach der idealen Hautcreme, nach passenden medizinischen Behandlungen und Untersuchungen und nach entsprechenden Lebensweisen (anderes Essverhalten)
- der Klient sich hartnäckig weigert zu akzeptieren, dass es sich letztlich um eine psychische Erkrankung handelt

Andere Ursachen ausschließen

Die meisten meiner Klienten sind Frauen. Bei fast allen liegt der Beginn von Skin Picking in der Pubertät. Bei einigen hat es bereits in der Kindheit begonnen, als sie Mückenstiche immer wieder aufgekratzt haben. Abhängig davon, ob zusätzliche Stressfaktoren vorliegen, kann die Intensität des Skin Picking schwanken. Unbehandelt ist der Verlauf fast immer chronisch.

Wichtig ist, bei der Anamnese festzustellen, dass es sich hier um Skin Picking handelt – und nicht um eine andere Krankheit. Es muss beispielsweise ausgeschlossen sein, dass eine körperliche Erkrankung wie Neurodermitis oder eine andere psychische Erkrankung (zum Beispiel Wahn) beziehungsweise Substanzkonsum (Drogeneinnahme) vorliegt.

Wenn Klienten mir ihre Situation schildern, stelle ich immer wieder fest: Es gibt eine hohe Anzahl von psychischen Komorbiditäten (Begleiterkrankungen) zu Skin Picking. Hierzu gehören sehr häufig Depressionen oder zumindest depressive Verstimmungen, soziale Phobie, andere Zwänge, Angst- und Panikattacken, Essstörungen und weitere psychische Erkrankungen.

Geringe Selbstwertschätzung

Bei fast allen Klienten mit Skin Picking zeigt sich ein vermindertes Selbstwertgefühl. Betroffene machen sich häufig klein und sind nicht in der Lage, ihre eigenen Leistungen und Fähigkeiten objektiv zu beurteilen.

Viele meiner Klienten sprechen in einer besonderen Weise von dem Gefühl, das ihnen das Knibbeln, Drücken und Kratzen an der eigenen Haut bereitet: Wenn sie einen Pickel bearbeiten und der Inhalt in Form von Talg oder Eiter herauskommt, empfinden sie Entspannung, Genuss oder gar Lust. Die meisten beschreiben sich selbst als einen Jäger, der hinter seiner Beute her ist. Wenn sie diese „erwischt und erlegt" haben, fühlen sie sich wohl und innerlich zufrieden. Manche sprechen sogar von einem kleinen Orgasmus. Das Problem daran: Jedem Menschen fällt es außerordentlich schwer, etwas zu stoppen, das ihm Entspannung oder ein Lustgefühl bringt. Deshalb zielt die Therapie darauf ab, andere, für ihn hilfreiche (das heißt nicht-schädliche) Verhaltensmuster zu erarbeiten. Denn wenn es keinen adäquaten Ersatz gibt, wird der erste Schritt bei einem inneren Druckgefühl immer wieder in Richtung Skin Picking gehen.

Beim Knibbeln geht der Betroffene in eine Art Trance oder psychische Abspaltung: Er schneidet sich komplett von seinen eigenen Emotionen ab. Ähnlich findet man das bei Borderlinern. Auch dort ist die Abspaltung, dieses Nichtspürenkönnen der Emotionen, zu beobachten. Im Gegensatz dazu kommt es später immer wieder zu heftigen emotionalen Ausbrüchen. In der Therapie versuchen wir, einen kanalisierten, passenden Umgang mit Emotionen zu finden. Dazu gehört auch die Betrachtung des Themas Kommunikation. Da lernt der Klient: Wie vertrete ich angemessen meine eigenen Wünsche? Wie zeige ich Anderen gegenüber rechtzeitig meine Grenzen auf? Er lernt die Handhabung von Konfliktsituationen sowie das klare und direkte Neinsagen.

Hände mit Eigenleben

Bei den meisten Skin Pickern staut sich ein innerlicher Druck auf, der sich vor einem Spiegel oder einem anderen spiegelnden Gegenstand (Handy, CDs, Fensterscheiben und Ähnliches) in der Bearbeitung der Haut entlädt. Bei anderen entwickeln die Hände ein scheinbares Eigenleben. Die Finger fahren über das Gesicht, Dekolleté oder andere Körperteile, um den nächsten Pickel, die nächste Unebenheit aufzuspüren. Sobald sie fündig geworden sind, wird das Störende weggekratzt. Alternativ gibt es auch wieder die Variante, zum Spiegel zu gehen, um dort die nächste Kratzepisode zu beginnen.

Nur kurzfristige Erleichterung

Objektiv betrachtet ist Skin Picking eine Art Stressbewältigung. Sie verschafft dem Betroffenen kurzfristig Erleichterung von innerem Druck. Langfristig verursacht Skin Picking natürlich erhebliche Schäden an der Haut. Mit zunehmender Dauer und fortschreitendem Alter der betroffenen Person zeigt sich das immer mehr am Hautbild (Narben, Pigmentverschiebungen). In den meisten Fällen wird es für den Skin Picker immer schwieriger, auch emotional damit umzugehen. Das eingeschränkte Freizeitverhalten, Probleme bei der Partnersuche und die Scham darüber, sich nicht unter Kontrolle zu haben (also „zu versagen"), verursachen bei den meisten Betroffenen vermehrt psychische Probleme.

Selbstbeobachtung

Es ist wichtig, in der Therapie an unterschiedlichen Stellen anzusetzen. Dazu gehört auch das Erfassen der jeweiligen Situationen, in denen es zu Skin Picking kommt. Hilfreich ist, für einen gewissen Zeitraum ein so genanntes Selbstbeobachtungsprotokoll zu führen. Darin wird nicht nur festgehalten, wie häufig und in welcher Situation es zum Knibbeln und Drücken kommt, sondern auch, welche Gefühle, Gedanken und Körperempfindungen das Verlangen nach Skin Picking ausgelöst haben. Dazu wird beschrieben, wie lange die Episode gedauert hat, welche Gefühle und Gedanken danach vorhanden waren. Diese strukturierte Vorgehensweise ist hilfreich für den Betroffenen, um festzustellen, ob es so etwas wie einen roten Faden gibt, wann und in welcher Situation Skin Picking ausgelöst wird. Das lohnt sich besonders, wenn Skin Picking zu bestimmten Tageszeiten und Umständen auftritt. Häufig ist es das Schminken oder Abschminken im Badezimmer. Es ist sinnvoll, für die jeweiligen Situationen Handlungsalternativen zu finden.

Die Stuhlmethode

Als Beispiel möchte ich hier die so genannte Stuhlmethode nennen: Der Betroffene stellt einen Stuhl mit der Lehne in Richtung Betrachter direkt vor das Waschbecken, so dass er sich nicht aus der Nähe im Spiegel betrachten kann. Der Stuhl ist eine natürliche Barriere, die den Betrachter daran erinnert, Abstand zum Spiegel zu halten. Vorteil und Ziel ist natürlich, dass der Betroffene aus dieser Entfernung seine Pickel oder Hautunebenheiten nicht mehr so genau erkennt.

Neben dem Selbstbeobachtungsprotokoll ist es wichtig herauszufinden, was Skin Picking verstärkt. Das können Situationen sein, aber auch Zeiträume (während der Woche, am Wochenende, im Urlaub), Aufenthaltsorte (Arbeit, Zuhause) oder das Zusammensein mit bestimmten Personen. Genauso wichtig ist es, zu überprüfen, wann und wo das Verlangen nach Skin Picking schwächer war (zum Beispiel im Urlaub). Das ist ein wichtiger Hinweis, was der Betroffene Positives für sich tun kann, zum Beispiel in Zukunft seine Ruhephasen zu verstärken.

Entspannung lernen

Aus Erfahrung kann ich sagen: Die meisten meiner Klienten sind hochsensibel und in vielen Fällen mit einer Grundlast an Stress ausgestattet. Hinzu kommen fast immer Themen wie Perfektionismus und Ehrgeiz, kombiniert mit dem Empfinden, dass man selbst oder die eigenen Leistungen nicht genügen. Zusätzliche Stresssituationen verstärken den inneren Druck und führen zu noch mehr Skin Picking. Deshalb halte ich es für wichtig, dass Betroffene eine Entspannungsmethode erlernen. Besonders gut eignet sich die Progressive Muskelentspannung. Sie ist leicht zu lernen und besteht aus kleinen Körperbewegungen wie Muskelanspannung und -entspannung. Andere Entspannungsmethoden wie Tai Chi, Yoga, autogenes Training, Qigong und Meditation sind ebenfalls geeignet. Diese sind aber meines Erachtens schwieriger zu erlernen, weil diese Methoden eher im Kopf stattfinden. Bei Skin Pickern zeigt sich sehr häufig, dass ihre Gedanken springen oder wegrutschen, was ihnen das Erlernen einer dieser Methoden erschwert.

Beim Thema Stressabbau lautet meine Botschaft an Klienten mit Skin Picking: Kenne deine Stressverstärker, baue sie ab und vermeide schwer handhabbare Situationen, die zu Skin Picking führen. Erlerne

Achtsamkeit und Genuss, finde Aktivitäten, die dir gefallen. Lerne innerlich loszulassen! Es ist vorteilhaft, in bestimmten Lebenslagen eine andere Perspektive einzunehmen. Das alles hilft dir, den inneren Knibbeldruck langfristig zu vermindern.

Die Geschichte sehen

Ich arbeite in meiner Praxis mit einem Anamnesebogen, den die Betroffenen nach dem Informationsgespräch zu Hause ausfüllen und mir per Post vorab zuschicken. Der Anamnesebogen dient dazu, einen Gesamtüberblick über die derzeitige Lebenssituation sowie über die Vergangenheit der Klienten zu gewinnen. Ich befrage die Klienten

- nach dem schulischen und beruflichen Werdegang
- nach dem körperlichen Gesundheitszustand (inklusive der Einnahme von Medikamenten, Drogen, Alkohol und/oder Nikotin)
- zur aktuellen Problematik und wie sich diese auf das seelische Befinden niederschlägt
- welche Veränderungen mit Hilfe der Therapie erreicht werden sollen, welche Methoden und Vorgehensweisen bisher genutzt wurden und wie erfolgreich diese waren
- was ihnen grundsätzlich Freude bereitet und Energie gibt
- zur derzeitigen Partnersituation (falls gegeben) und zu früheren Partnerschaften sowie zum Sexualleben
- zur Erziehung, zum Elternhaus und seinen Beziehungen zu Vater, Mutter und den Geschwistern (früher und heute)
- zum Ausmaß und der Belastung durch Skin Picking

Nach der Auswertung des Anamnesebogens kläre ich mit meinen Klienten die letzten offenen Fragen und gehe bei Bedarf nochmals auf einzelne Punkte ein, um Sachverhalte genauer zu hinterfragen. Von meiner Grundausbildung bin ich kognitive Verhaltenstherapeutin, lege aber sehr großen Wert darauf, auch Einblick in die Vergangenheit des Klienten zu werfen. Denn alles, was für jemanden Sinn ergibt, macht es einfacher nachzuvollziehen, warum bestimmte Dinge und Verhaltensweisen in seinem Leben vorhanden oder eben nicht vorhanden sind.

Oft ist ein Trauma der Hintergrund

Seit Frühjahr 2015 arbeite ich zusätzlich mit EMDR. Die Abkürzung EMDR bedeutet Eye Movement Desenzitization and Reprocessing (Desensibilisierung und Verarbeitung durch Augenbewegung). EMDR ist inzwischen auch in Deutschland als Methode zur Behandlung der posttraumatischen Belastungsstörung (PTBS) anerkannt.(2) Aus meiner therapeutischen Praxis weiß ich, dass selbstverletzendem Verhalten (Skin Picking gehört dazu) ein traumatisches Erlebnis in der frühen Kindheit zugrunde liegen kann. Daher habe ich mich entschlossen, auch mit dieser Methode zu arbeiten. Zu Beginn der Therapie gehe ich noch einmal explizit auf das Thema Bindung und deren unterschiedliche Typen ein. Ich finde es wichtig, meine Klienten mit dem Thema der Bindungstheorie vertraut zu machen. Dieses näher zu erläutern, würde an dieser Stelle aber zu weit führen.

Typische Situationen genau anschauen

Nachdem die letzten Fragen aus dem Anamnesebogen geklärt sind und ich einige theoretische Grundlagen vermittelt habe, kommen wir zu den drängendsten Anliegen meines Klienten. Dabei kann es sich um eine bestimmte, derzeit belastende Lebenssituation handeln. Oder wir gehen daran, uns die ersten typischen Skin-Picking-Situationen anzuschauen, um diese durch eine veränderte Vorgehensweise aufzulösen. Im therapeutischen Setting schaue ich immer parallel, welche Situation der Klient vermeiden möchte und was gleichzeitig hilfreich für ihn ist.

Themen, die eine große Rolle spielen

Ich gebe meinen Klienten gerne noch weitere Informationen an die Hand, die in der therapeutischen Behandlung eine große Rolle spielen (können) und zum Verständnis für ihre jeweilige Situation hilfreich sind. Hierzu gehören beispielsweise folgende Themen:

- Meine Einstellung zu bestimmten Situationen und Menschen beeinflusst meine Gefühle ebenso wie mein Verhalten. Was wiederum von meinem Gegenüber wahrgenommen wird und sich auf dessen Verhalten als Reaktion auf mein Verhalten zeigt. Sozusagen eine sich selbst erfüllende Prophezeiung. Und das Verhalten der anderen beeinflusst wiederum mein Verhalten und meine Einstellung. Also hat jeder Mensch – objektiv betrachtet – sehr viele Einflussmöglichkeiten auf das Verhalten seiner ‚Umwelt' und ist nicht, wie häufig geglaubt oder vermutet, Opfer.
- Wo lohnt sich ein Perspektivenwechsel? Thema der drei Sichtweisen: meine Wirklichkeit, deine Wirklichkeit und die reale Situation.
- Wann bleibe ich in meiner ‚Komfortzone', und wo ist es sinnvoll ‚Neuland' zu betreten? Bin ich bereit, mich meinen inneren Ängsten zu stellen? Wenn ja, wie weit will und kann ich gehen?
- Vergangenheit – Gegenwart – Zukunft: In welcher dieser Zeiten kann ich überhaupt etwas ändern? Wo kann ich meine Energie und Kraft wirklich einsetzen? Was bringt mir das Grübeln über eine Zukunft, die ich nicht wirklich kenne? Mir immer wieder die entscheidende Frage stellen: „Was ist das Allerschlimmste, was passieren kann?", um gegebenenfalls festzustellen, dass das Allerschlimmste in Wirklichkeit gar nicht so schlimm ist.
- Verwendung von Ich-Botschaften in der Kommunikation und Vermeidung von Du-Botschaften: Wie fühle ich mich, wenn … ?
- Thema Unterbewusstsein: In der Psychologie gibt es unterschiedliche Aussagen darüber, wie hoch der Anteil des Unterbewusstseins an der Gehirntätigkeit ist. Laut Wikipedia (3) werden 20 Pro-

zent der Gehirntätigkeit dem Bewusstsein zugerechnet. Der Neurowissenschaftler Gerhardt Roth von der Universität Bremen meint sogar, „dass uns nur 0,1 Prozent dessen, was das Gehirn gerade tut, bewusst wird. Den Rest verarbeitet das Gehirn unbewusst. Wir sind die Letzten, die erfahren, was das Gehirn vorhat und wie es uns beeinflusst." (4)

Auslöser finden

Auf jeden Fall entspringt also der größte Teil unseres Denkens und Handelns unserem Unterbewusstsein. Diese Information spielt bei psychischen Erkrankungen deshalb eine so große Rolle, weil auch der Skin-Picking-Betroffene von vielen Dingen unbewusst getriggert wird und sich teilweise wie fern- oder fremdgesteuert verhält. Jemand, der weiß, wie sehr er vom Unterbewusstsein gesteuert wird, wundert sich nicht mehr darüber, dass er Dinge tut, die er eigentlich nicht möchte. Deshalb ist es innerhalb einer Therapie sehr wichtig, unbewusste (gleich automatisierte) Handlungen in das Bewusstsein zu holen, damit der Klient diese verändern und endlich sein Verhalten bewusst steuern kann.

Alternativen erarbeiten

Ein paar Beispiele: Eine meiner Klientinnen ertastete immer, wenn sie am Laptop saß, mit der linken Hand diverse Körperstellen, um festzustellen, ob es hier Unebenheiten gibt. Die rechte Hand war nicht betroffen, weil sie damit die Maus oder die Tastatur bediente.

Gemeinsam erarbeiteten wir folgende alternative Vorgehensweisen für die Situation „Musik über den PC hören":
- über Kopfhörer hören, die nicht über Kabel mit dem PC verbunden sind und dadurch freien Bewegungsspielraum gewährleisten (um nebenher etwas Anderes zu tun)

- keine Musik hören
- anderen Standort wählen, zum Beispiel mit der Familie in einem gemeinsamen Raum
- im Stehen oder im Liegen Musik hören (Stellung wechseln)
- die linke Hand mit etwas anderem beschäftigen, zum Beispiel mit einem Stressball

Alternative Handlungsmöglichkeiten zur Überbrückung der Wartezeit beim Hochladen des Computers:
- mit Handy spielen
- in der Zwischenzeit Dinge auf- oder wegräumen
- Wasser trinken gehen
- sich bewusst machen (in der Gegenwart sein), dass die Hände nicht über den Körper streichen

Da die Klientin beruflich häufig unterwegs ist und am Zielort meist völlig übermüdet und gestresst ankommt, ist sie vor Ort im Hotelzimmer hochgradig Skin-Picking-gefährdet. Auch hier haben wir gemeinsam erarbeitet, wie sie Punkt für Punkt diese Situation meistert. Nachdem sie mir ausführlich geschildert hat, was passiert, sobald sie das Flugzeug verlassen hat und im Hotel eingetroffen ist, haben wir folgenden Plan aufgestellt.

Alternative Handlungsmöglichkeiten für die Ankunft im Hotel:
Sie öffnet die Tür, hält kurz inne und erspürt ihr derzeitiges Befinden.
Variante A: Gibt es einen erhöhten inneren Druck zum Skin Picking, holt sie nur die notwendigen Utensilien aus dem Koffer und verlässt das Hotelzimmer sofort wieder, um im Bademantel zum Wellnessbereich zu gehen. Dort kann sie entspannen, vielleicht sogar eine Massage genießen, oder sie kann Sport treiben
Variante B: Ist soweit alles in Ordnung, packt sie den Koffer aus und verstaut den Inhalt im Schrank. Erst dann wirft sie einen kurzen

Blick ins Badezimmer. Das Licht im Bad bleibt aus, nur das Flurlicht von draußen beleuchtet das Bad. Eine mitgenommene Plastiktüte stülpt sie über den vorhandenen Kosmetikspiegel, um zu vermeiden, dass der Blick dorthin fällt. Danach duscht sie kurz. Je nach Bedarf kann sie sich dann hinlegen oder wieder anziehen, um draußen einen kurzen Spaziergang zur Orientierung zu machen.

Eingefahrenes ändern

Diese Schilderungen zeigen, welche Möglichkeiten es gibt, für die Betroffenen gefährliche Skin-Picking-Situationen zu vermeiden. Es geht darum, erste Veränderungen einzuführen, eingefahrene Verhaltensmuster zu ändern und andere Vorgehensweisen aktiv und kreativ zu gestalten, um ein Stück aus der Hilflosigkeit als Opfer (Skin Picking ausgeliefert zu sein) herauszukommen.

Oft ergeben sich während des Therapieverlaufs weitere Themen. Dann werden diese ebenfalls durchgearbeitet. Hierzu können der Umgang mit Kritik, das Führen von Konfliktgesprächen, das Einbringen von Wünschen und Forderungen gegenüber Dritten, der Umgang mit Emotionen, Abgrenzung gehören. Und natürlich gehört dazu auch das Erlernen positiver Fertigkeiten, die das Leben wieder lebenswert machen.

Gut die Therapie beenden

Gegen Ende der Therapie findet ein sogenanntes ‚Fading-Out' statt. Die Abstände zwischen den einzelnen Terminen werden immer größer. Der Klient hat aber jederzeit die Sicherheit, dass er bei Bedarf auf weitere Therapiesitzungen zugreifen kann. Während der Therapie stehe ich auch zwischen den Präsenzterminen mit meinen Klienten in Verbindung, damit ich Unterstützung geben oder manchmal auch ein Erfolgserlebnis mit ihnen teilen kann. Die Dauer einer Therapie ist unterschiedlich und richtet sich nach dem individuellen Bedürfnis. Es gibt Klienten, die das Thema Skin Picking innerhalb eines halben Jahres bewältigt haben. Andere – insbesondere die, die noch weitere Themen wie Gewalterfahrung oder andere psychische Erkrankungen mitbrachten – benötigten ein Jahr und länger.

Klienten aus dem Rhein-Main-Gebiet kommen in einem einwöchigen oder 14-täglichen Rhythmus zu mir. Betroffene von außerhalb kommen zu Beginn zu einer Kompakttherapie (zwei halbe Tage mit Übernachtung im Gästezimmer). Der Vorteil ist, dass wir während dieser Zeit sehr intensiv miteinander arbeiten. Danach folgen Termine per Telefon oder Skype. Nach 8 bis 12 Wochen kommen die Klienten wieder zu einem Präsenztermin (4 bis 5 Stunden kompakt) zu mir nach Frankfurt. Da die Erfolgsquote bei Kompaktterminen spürbar höher ist als bei wöchentlichen oder 14-täglichen Terminen, plane ich langfristig eine Umstellung aller meiner Klienten auf Kompakttherapie.

Zum Schluss gilt es noch die Frage zu klären, warum Skin Picking in Wirklichkeit dein Freund ist! – Die Antwort lautet:

Der Mensch braucht in vielen Fällen einen Leidensdruck, um sich seinem seelischen Befinden und seinen Lebensthemen zuzuwenden. Dieser Leidensdruck äußert sich häufig erst auf der körperlichen Ebene. Wächst der Druck zu sehr, bringt das einen Menschen dazu, sich den Themen zuzuwenden, die es zu bearbeiten gilt.

Kein Mensch kommt als Skin Picker auf die Welt – genauso wenig wie als Alkoholiker, Drogensüchtiger oder mit Angststörungen. Natürlich werden manche psychische Störungen auch ganz oder teilweise vererbt. Aber in den meisten Fällen gab es in der Vergangenheit auf dem Weg zum Erwachsenwerden Zwischenfälle, die verhindert haben, dass dieser Mensch in seiner ganzen Kraft und mit seinem ganzen Potential lebt.

Wir wissen nicht, was mit diesem Menschen passiert wäre, wenn er nicht Verhaltensweisen wie Skin Picking als Ausgleich gefunden hätte. Ich sage immer zu meinen Klienten: Skin Picking ist wie ein kleines Männchen mit einer roten Fahne. Es zeigt mir, welchen Themen (Verletzungen jeglicher Art) ich mich zuwenden muss, damit wieder Freude und Lebensqualität bei mir einziehen können.

2. Mein langer Weg zur Selbsthilfe (von Ingrid Bäumer)

Wer sich schon weitgehend bei Freunden, Kollegen und Bekannten als Skin Picker zu erkennen gegeben hat, kann leicht zu anderen sagen: „Lass dich von deinem Problem nicht so vereinnahmen! Wenn du einmal den Anfang damit gemacht hast, dich anderen anzuvertrauen, wirst du sehen: Es ist gar nicht so schwer.“ Ja, leicht, so von oben herab zu reden. Dabei war ich die schlimmste Verdrängerin, die man sich vorstellen kann: Ich verheimlichte Skin Picking sogar vor mir selbst! Zunächst lag es nicht an mir. Ich wusste – wie so viele andere – einfach nicht, dass diese ständige Pulerei mehr als eine schlechte Angewohnheit ist.

Wissen heißt leider nicht automatisch akzeptieren

Das änderte sich in meinen frühen 30ern, als ich eine analytische Therapie machte. Die Therapeutin sagte: „Frau Bäumer, dieses Knibbeln hat einen Namen, es heißt Skin Picking. Daran sollten wir auch arbeiten.“ Ich war wegen Depressionen und sozialen Phobien in Behandlung; um Hilfe gegen Skin Picking hatte ich gar nicht gebeten, denn ich wollte gar nicht aufhören zu knibbeln. Klar hätte ich auch lieber ein zartes Gesicht ohne rote Stellen und Narben gehabt. Aber der Drang, meine eigene Haut zu bearbeiten, war so übermächtig, dass ich mir beim besten Willen nicht vorstellen konnte, dagegen anzugehen. Ich würde nur wieder und wieder scheitern und damit beweisen, was für ein Loser ich bin. In der Therapie, die immerhin mehr als zwei Jahre dauerte, kam das Thema nicht mehr aufs Tapet. Ich vergaß, was ich von meiner Therapeutin dazu gehört hatte.

Ich wollte es nicht hören

Das nächste Mal, dass ich auf meine Haut angesprochen wurde, war – ausgerechnet! bei einer Frauenärztin. Viele Betroffene sagen, sie hätten sich so sehr gewünscht, von dem Dermatologen, an den sie sich in ihrer Verzweiflung wenden, nicht einfach irgendeine Creme verschrieben zu bekommen, sondern die Wahrheit zu hören: dass ihre „Akne" gar keine Akne ist, sondern verursacht durch das exzessive Bearbeiten der eigenen Haut. Dass dieses krankhafte Verhalten einen Namen hat. Und dass es Hilfe gibt. Ich wollte das alles nicht hören, ich war als über 20-Jährige wegen Akne in Behandlung. Ich hatte gehört, es kommt durchaus vor, dass Frauen auch als 30-Jährige noch mit Akne zu tun haben. Die Ärztin verschrieb mir die „Pille" als hormonelles Mittel gegen Akne, sagte aber auch: „Ihre Wunden, die Sie da am Kinn haben, die hätten Sie nicht, wenn Sie nicht selber dran piddeln würden!" Natürlich fühlte ich mich erwischt. In einem weicheren Tonfall fügte sie hinzu: „Sie brauchen sich nicht zu schämen: Viele knibbeln, Sie sind da nicht die einzige. Und vielleicht tröstet es Sie: Die Wunden sieht man nur, wenn man nah dran an Ihrem Gesicht ist. Von weiter weg, in der Distanz, die im Alltag zwischen Menschen eingehalten wird, fallen die gar nicht so auf." Ich sagte nichts dazu – nach dem Motto: Das Thema wollen wir lieber totschweigen. Diese Ärztin hat versucht mir zu helfen, aber ich war nicht in der Lage, die Hilfe anzunehmen.

Erst Jahre später, ich war schon Ende 30, hatte ich beim Surfen im Internet die Eingebung, mal „an der Haut knibbeln“ in die Suchmaschine einzugeben. Ich stieß auf die Beschreibung Dermatillomanie bzw. Acné Excoriée, und die passte genau auf mein Verhalten. Dann fand ich sogar Internetforen zu dem Thema! Mein Enthusiasmus reichte noch so weit, dass ich einen Blick in diese Foren warf: Ja, was die dort schrieben, war ja alles genauso wie bei mir! Doch vor einer Anmeldung schreckte ich zurück.

Verhaltenstherapie half nicht weiter

Danach ... ja, danach vergaß ich die ganze Sache wieder. Oder vielmehr, verdrängte sie. Ich wusste jetzt, dass ich Dermatillomanie habe. Aber würde ich je gegen meinen Drang ankommen? Niemals, davon war ich fest überzeugt. Immerhin, kurz zuvor hatte ich eine Verhaltenstherapie begonnen. Allerdings nicht wegen Skin Picking, sondern wegen Aufmerksamkeitsdefizit-Hyperaktivitätsstörung (ADHS). Die war bei mir diagnostiziert worden, und das stand auf meiner Prioritätenliste ganz oben. Die Therapeutin versuchte mir auch bezüglich Skin Picking zu helfen – mit Tipps wie „Wenn Sie den Drang spüren, setzen Sie sich auf Ihre Hände!“ oder „Wenn Sie merken, dass Sie in die Knibbel-Trance fallen, beißen Sie in eine Chilischote, um durch den scharfen Geschmack aus der Trance herauszukommen!“ Half nicht.

Das einzige, was mich weiterbrachte, waren „Knibbelprotokolle“: Ich konnte mich tatsächlich dazu durchringen, sie auszufüllen, wenn auch nicht jeden Tag. Aber selbst meine lückenhafte Dokumentation zeigte klar und deutlich, in welchen Situationen ich damals am häufigsten knibbelte und welche Gedanken den Anfall auslösten. Nur: Nun musste ich mir das genau ansehen und wurde mit sehr unangenehmen Dingen konfrontiert. Selbstzweifel und Versagensängste lösten bei mir damals das Piddeln aus. Ich wollte aber keine Person mit Zweifeln und Ängsten sein. Die wertvolle Information, die ich über meine eigenen Verhaltensmuster selbst gesammelt hatte, war mir zu viel, zu unangenehm. Ich guckte wieder weg.

Die Provokation

Aber dann sagte meine Therapeutin etwas sehr Mutiges und sehr Gutes. Wir redeten gerade über Skin Picking, und sie fragte: „Haben Sie schon mal daran gedacht, in eine Selbsthilfegruppe zu gehen?" Wie, ich sollte aktiv werden? Ich schaffe das doch eh nicht! Panik brach in mir aus. „Es gibt, glaube ich, keine Selbsthilfegruppe für Skin Picking", wehrte ich ab. „Dann gründen Sie doch eine", gab die Therapeutin kurz zurück. „Da könnte mich ja jemand sehen und dann wissen, dass ich diese Krankheit habe", murmelte ich. „Ja, und was ist so schlimm daran?", wollte die Therapeutin wissen. „Derjenigen Person geht es dann doch genauso!" Doch meine Argumente waren noch nicht aufgebraucht: „Wenn ich mich mit Skin Picking auseinandersetze, dann wird das Knibbeln davon vielleicht nur noch schlimmer!" Sie schaute enttäuscht. „Das ist Quatsch, aber das müssten Sie doch inzwischen wissen. Nur wenn Sie sich damit auseinandersetzen, kann es besser werden." Das wurmte mich dann doch.

Außerdem war ich inzwischen 39 Jahre alt geworden. Weder hatte mein Knibbeln mit 20 automatisch aufgehört noch hatte sich mein Problem in Luft aufgelöst, als ich die 30er-Marke überschritt. Ehrlicherweise musste ich gestehen: Wenn ich weiterhin nichts unternehme, werde ich wohl auch als 60-Jährige noch meine Haut verwüsten.

2010: Dinge kommen in Bewegung

Ich meldete mich in den beiden Internetforen an und begann mitzudiskutieren, kurz darauf startete ich einen Aufruf, eine Selbsthilfegruppe zu gründen. Zwei Frauen meldeten sich. Im November 2010 war es so weit. Wir trafen uns in einem Café: die Geburtsstunde der Selbsthilfegruppe Skin Picking in Köln!

Seither habe ich auch mit vielen Menschen, die nicht selbst betroffen sind, über Skin Picking gesprochen. Zuerst war es eine große Überwindung. In meinem Kopf spielten sich Worst-Case-Szenarien ab. Ich rechnete schon halb damit, dass Menschen, denen ich es erzählte, angewidert ihr Gesicht verziehen und mich nach Wunden abscannen (so wie ich es selbst immer tue). Dass sie mir Vorwürfe machen, ich sei nicht diszipliniert genug und solle „doch einfach damit aufhören". Oder dass sie sich über mich lustig machen, weil ich als 40-Jährige „immer noch Pickel ausdrücke wie ein Teenie".

Die Reaktionen

Doch es kam ganz anders. Meine Schwestern gaben spontan zu, als Jugendliche auch geknibbelt zu haben und das Verhalten daher zu kennen. Mein Bruder beglückwünschte mich zu dem Mut, mit dieser Sache nach vorne zu gehen, statt mich im Stillen zu verstecken. Meine Mutter fand die Selbsthilfegruppe gut, schien aber davon auszugehen, dass es ja wohl kein Problem ist, die Sache schnell in den Griff zu kriegen. Erfahrungsgemäß dauert es aber bei den meisten mehrere Jahre, bis sie weitgehend knibbelfrei sind. Ein wichtiger Punkt des Heilungsprozesses ist übrigens, sich von Erwartungen anderer freizumachen.

Eine Freundin, der ich von meinem Skin Picking erzählte, überraschte mich ihrerseits mit einem Geständnis: Sie leidet an Hyperhidrose, übermäßigem Schwitzen. Eine sehr unangenehme Sache: Man schwitzt jeden Tag mehrere Oberteile durch, fürchtet sich vor peinlichen Situationen im Büro. Das Gespräch habe ich als sehr befreiend empfunden: Wir beide mussten einander nichts mehr vormachen, konnten die Masken fallen lassen.

Doch meistens treffe ich auf freundliches Desinteresse. Selbst wenn ich detailliert schildere, scheinen die Leute davor zurückzuschrecken, sich ein allzu genaues Bild von der Störung zu machen. Während manche Formen von Gewalt und Manipulation faszinierend wirken, scheint das bei Skin Picking gar nicht der Fall zu sein. Das heißt aber auch: Hautunreinheiten und Wunden fallen anderen in einem gewissen Ausmaß kaum auf. Vielen Mitmenschen ist es erstaunlich egal, mit was für einem Gesicht man herumläuft.

Viele kennen jemanden, der es auch tut

Manchmal sagt ein Gesprächspartner auch: „Wenn ich so drüber nachdenke: Ich glaube, eine Bekannte von mir könnte das auch haben. Die hat oft rote Flecken im Gesicht, und ich dachte, vielleicht hat sie 'ne Allergie oder so etwas.“ Und dann geht bei dem Anderen das Überlegen los, ob er seine Bekannte vielleicht mal anspricht und sie darauf hinweist, dass es die Selbsthilfegruppe gibt.

Ich erzähle noch immer längst nicht jedem von Skin Picking. Und ich mache den Zustand meines Gesichts auch längst nicht immer für alle sichtbar. Zu beruflichen Terminen bin ich nach wie vor oft geschminkt, obwohl der Zustand meiner Haut sich im Vergleich zu dem vor ein paar Jahren sehr gebessert hat. Ich denke, jede/r hat ein Recht darauf, selbst zu bestimmen, wie viel Verletzlichkeit sichtbar sein soll. Haut ist eine sehr persönliche Sache. Privat schminke ich mich mittlerweile eher selten.

Was meinen Hautzustand gebessert hat, kann ich heute nicht mehr genau sagen. Es war ein Langzeiteffekt meiner Therapien, außerdem der Fakt, dass es mir privat besser geht. Aber einen Großteil der Verbesserung führe ich darauf zurück, dass ich es gewagt habe, aus der Opferrolle herauszukommen, die Scham zu überwinden und in der Selbsthilfegruppe aktiv zu werden. Ich kann es jedem empfehlen.

3. Wie gründet man eine Selbsthilfegruppe?

Der erste Schritt: Mitkämpfer finden. Aller Anfang kann zäh sein. Du bist eine Einzelperson, ob Frau oder Mann, und willst dem Monster „Skin Picking" gemeinsam mit anderen entgegentreten. Nun suchst du Gleichgesinnte, denn ohne die wäre eine Selbsthilfegruppe ja keine Gruppe. Am einfachsten ist es, einen Aufruf über eines der einschlägigen Internetforen zu starten – am besten über mehrere. Und/oder über eine Facebook-Seite. Die Adressen findest du im Anhang. Du postest also beispielsweise: „Betroffene für ein Treffen in XY (Rhein-Main/Leipzig/Ostwestfalen – wo auch immer) gesucht" und weist in deinem Posting darauf hin, dass du auch Interesse daran hast, eine Selbsthilfegruppe zu gründen.

Selbsthilfe-Kontaktstellen

Eine weitere Möglichkeit ist, deinen Wunsch nach Gruppengründung bei einer Selbsthilfe-Kontaktstelle in deiner Nähe bekanntzumachen. Die Mitarbeiter machen diesen Gründungswunsch auf der Internetseite publik und leiten die Adressen von Personen weiter, die sich darauf melden. Sie sind übrigens zu Verschwiegenheit verpflichtet, dürfen die Namen von Selbsthilfegruppenmitgliedern nicht an Außenstehende weitergeben – es sei denn, die Betreffenden haben dem zugestimmt.

Wie geht es weiter? Zunächst musst du warten (und kannst dich währenddessen in die Diskussion in den Onlineforen einschalten).

Aber schon wenn eine/r oder zwei sich melden, kannst du loslegen! Das erste Treffen wird vereinbart, ihr tauscht euch über eure Erfahrungen aus und darüber, welche Ziele ihr gegebenenfalls verfolgen wollt, wenn ihr eine Selbsthilfegruppe gründet – was aber natürlich nach wie vor kein Zwang ist; man kann es auch bei lockeren gelegentlichen Treffen belassen.

Nun zu einigen Einwänden, die oft gegen die Gründung von Selbsthilfegruppen zu hören sind:

„Eine Selbsthilfegruppe (SHG) zu gründen und zu unterhalten, ist mir zu viel Arbeit, ich schaffe das nicht neben meinem Beruf!"

Wie viel Arbeit die Selbsthilfegruppe macht, hängt davon ab, a) welchen Anspruch du an sie stellst und b) wie gut die Arbeit innerhalb der Gruppe verteilt ist. Soll es nur ein lockerer regelmäßiger Treff für Betroffene sein? Dann besteht die Arbeit nur in der Organisation des Treffens. Übrigens: Nur die wenigsten Selbsthilfegruppen sind eingetragene Vereine. Eine SHG zu gründen heißt also nicht, sich mit Vereinsrecht und -meierei auseinandersetzen zu müssen.

Um bekannter zu werden, gibt man an einer passenden Stelle – den lokalen Selbsthilfe-Kontaktstellen – an, wo und wann man sich trifft. Die Kontaktstellen geben diese Information an Betroffene weiter, die Interesse haben, an einem Treffen teilzunehmen.

Soll es mehr sein? Willst du die psychische Störung Skin Picking bekannter machen, zum Beispiel Informationen über die Gruppe online anbieten, einen eigenen Flyer herausgeben? Dann bekommst du bei den Selbsthilfe-Kontaktstellen dazu fachliche Informationen und – auf Antrag – auch finanzielle Förderung. Willst du Fachleute einladen, die Vorträge über Skin Picking halten? Willst du einen Trainer einladen, der mit den Selbsthilfegruppen-Mitgliedern Entspannungstechniken wie beispielsweise Autogenes Training oder Progressive Muskelentspannung einübt? Dann bekommst du bei der örtlichen Selbsthilfe-Kontaktstelle dazu Hilfe und Informationen. Es gibt sogar Selbsthilfegruppen, die ganze medizinische Symposien auf die Beine stellen, aber das ist sicherlich ein sehr hoher Anspruch, den man sich nicht zu eigen machen muss – und von dem man sich nicht abschrecken lassen sollte. Das Wichtigste bleibt schließlich: Eine Selbsthilfegruppe ist eine Anlaufstelle für Betroffene, in der diese von Gleich zu Gleich Unterstützung, Hilfe und Informationen erhalten.

Aufgaben verteilen

Damit nicht alle Arbeit auf den Schultern einer einzigen Person (meist des Gründers/der Gründerin) ruht, sollte man frühzeitig die Aufgaben verteilen. Sobald sich in einer Gruppe festere Strukturen herausgebildet haben und sich so etwas wie ein „harter Kern“ gebildet hat – mit einigen Personen, die regelmäßig und verlässlich an Treffen teilnehmen –, sollte man die Aufgaben verteilen. Damit sich einzelne Gruppenmitglieder nicht zu sehr festgelegt fühlen, lässt sich die Aufgabenverteilung auch zeitlich begrenzen, zum Beispiel auf die Dauer von drei Monaten, dann wird wieder neu verteilt. Mögliche Aufgabenbereiche sind:

- Moderation der Treffen
- Neuen-Beauftragte/r
- Pflege und Aktualisierung des Internet-Auftritts
- PR-Beauftragte/r (zuständig beispielsweise für das Verfassen regelmäßiger Newsletter)
- Protokollschreiber/in und Social-Media-Beiträge (wenn gewünscht)
- Bildungsbeauftragte/r (kümmert sich zum Beispiel um die Organisation von Fachleuten für Vorträge)
- Kaffee- und Kekse-Beauftragte/r (kümmert sich um
- Bereitstellung von Getränken und Gebäck bei den Treffen)
- Berater/in am Telefon

Telefon-Sprechstunde?

Ja, richtig: Berater am Telefon. Eine Selbsthilfegruppe ist natürlich kein Ersatz für die Beratungsleistung eines Arztes oder Therapeuten. Dennoch kann eine regelmäßige Telefon-Sprechstunde sehr sinnvoll sein. Betroffene können sich mit Fragen melden. Vorteil daran ist, dass die Anrufer hier vollkommen anonym bleiben können – das senkt die Hemmschwelle, sich Hilfe zu suchen, ganz enorm. Viele Selbsthilfegruppen bieten diesen Service üblicherweise mindestens einmal die Woche ein bis zwei Stunden an. Nachteil: Man muss diese Zeit fest in den Wochenplan einbauen. Denn eine Sprechstunde, die nicht verlässlich besetzt ist, nutzt wenig.

„Mit meinem Hautzustand kann ich mich unmöglich anderen Menschen zeigen!“

Wer von Skin Picking betroffen ist, schämt sich meistens seines Anblicks, vor allem, wer im Gesicht drückt und knibbelt und den Zustand seiner Haut deshalb nur schlecht verbergen kann. Aus Scham schrecken viele davor zurück, eine Selbsthilfegruppe zu besuchen. Die Anonymität von Skin Picking kann einerseits schützend sein; andererseits drohen Betroffene noch weiter zu vereinsamen. „Jeder wird mir sofort ansehen, was mit mir los ist“, so ihre Befürchtung, „vor allem andere Betroffene in einer Selbsthilfegruppe, weil sie ja genau wissen, worum es geht!“ Das ist andererseits aber genau das Argument dafür, den Schritt in eine Selbsthilfegruppe zu wagen. Denn gerade weil dort Leute sitzen, die ebenfalls betroffen sind, ist hier am ehesten Rückhalt und Verständnis zu finden. Sie haben nun wirklich keinen Grund, den Stab über andere zu brechen. Was diese Leute dazu bewegt hat, in eine Selbsthilfegruppe zu gehen, ist sicherlich nicht das Ziel, dort über (Mit-) Leidende zu lästern oder sich lustig zu machen, sondern der aufrichtige Wunsch, sich selbst (und dabei über den Austausch auch anderen) zu helfen. Die Gefahr, nicht ernst genommen oder gar verurteilt zu werden, ist daher extrem gering. Hier sind Menschen, die dein Problem kennen und aus eigener Erfahrung wissen, wie es sich anfühlt. Wir haben immer wieder festgestellt: Sich ihnen mitzuteilen und ihnen gegenüber nach und nach zu öffnen, ist eine sehr erleichternde und befreiende Sache.

Bestimme selbst, wie viel du zeigst

Und keine Sorge: Was und wie viel du von dir erzählst, bleibt ebenso dir überlassen wie die Entscheidung, ob du deine Wunden zeigst oder nicht (also ob du geschminkt oder ungeschminkt zum Gruppentreffen kommst). Fest steht auch: Was in einer Selbsthilfegruppe erzählt wird, ist vertraulich. Alle Mitglieder sind verpflichtet, nichts davon nach draußen zu tragen. Sich daran zu halten, gebietet schon das Eigeninteresse.

„Was wird mir eine Selbsthilfegruppe schon helfen? Ich brauche Hilfe von einem Experten (der mir das passende Medikament, die passende Salbe verschreibt)."

Skin Picking ist eine ernsthafte psychische Störung. Salben oder Pillen vom Hautarzt können zwar eine Akne lindern. Das bewirkt dann im günstigsten Fall, dass mit dem Verschwinden der Pickel auch der Anlass verschwunden ist, die eigene Haut zu bearbeiten. Doch oft stellt sich heraus: Gegen den Drang, seine eigene Haut zu verletzen, sind Medikamente machtlos. Skin Picker finden selbst dort Unebenheiten, wo die Haut in Ordnung ist.

Die übliche Empfehlung lautet, eine Verhaltenstherapie zu machen. Hier gibt es ein Problem: Nur wenige Verhaltenstherapeuten kennen

Skin Picking überhaupt. Diese Störung ist in Deutschland kaum bekannt; etwas besser sieht es schon in Kanada und den USA aus.

Selbsthilfe als Erlebnis

Doch davon einmal abgesehen: Selbst wenn Skin Picking so bekannt wäre wie Alkoholismus und es entsprechend genauso viele Stellen gäbe, bei denen Betroffene fachlich kompetente Hilfe bekämen, änderte das nichts daran, dass eine Selbsthilfegruppe eine gute Sache ist. Um beim Vergleich mit den Alkoholikern zu bleiben: Jedem Alkoholkranken wird empfohlen, sich an eine Selbsthilfegruppe zu wenden – zusätzlich zur individuellen Therapie. Denn der Austausch mit anderen Betroffenen ist nun mal ein ganz eigenes soziales Erlebnis und für viele sehr hilfreich auf dem Weg zur seelischen Gesundung.

Auch wenn man beispielsweise Adressen von spezialisierten Therapeuten erfahren will, wenn man – was leider immer häufiger vorkommt – sehr lange auf einen freien Therapieplatz warten muss oder wenn man ganz allgemeine lebenspraktische Tipps braucht, ist die Gruppe immer eine gute Adresse. Sie gibt Rückhalt, wenn einer der vielen Versuche, die Finger davon zu lassen, wieder nicht geglückt und ein schwerer Rückfall die Folge ist.

„Warum soll ich mir die Mühe machen, eine Selbsthilfegruppe aufzusuchen, wenn ich mich doch anonym im Internet mit anderen Betroffenen austauschen kann?“

Internetforen und Social-Media-Accounts von Aktivistinnen sind eine tolle Sache. Viele Betroffene landen zuerst dort und haben dann eine Menge zu lesen. Schon hier lernen sie: Ich bin nicht allein, und es ist verblüffend, wie sehr die Probleme, Sorgen und Nöte, die hier geschildert werden, meinen ähneln. Diese Erfahrung zu machen ist gut und richtig. Auch die Möglichkeit, sich anonym auszutauschen (also „ohne das Gesicht zu verlieren"), senkt die Hemmschwelle erheblich.

Ein Ende finden

Aber reicht das aus? Manche Menschen sind eher skeptisch, was das Internet und den Datenschutz angeht, und bevorzugen eine Begegnung von Mensch zu Mensch, in Fleisch und Blut, mit Haut und Haaren. Langes Vor-dem-Computer-Sitzen führt ohnehin oft zu weiteren Knibbelattacken. Auch die Erkenntnis, „Skin Picker sind ja gar keine Monster, sie sind ganz normale Menschen – und sogar sehr nette!" setzt sich am besten in der direkten zwischenmenschlichen Begegnung durch. Im Gespräch wird alles sehr viel fassbarer.

Und, so seltsam das klingt, gegenüber Computersitzungen bietet ein Selbsthilfegruppen-Treffen einen weiteren Vorteil: Wenn es zu Ende ist, ist es zu Ende. Danach werden andere Themen des Alltags wieder wichtig. Man läuft nicht Gefahr, sich zu sehr auf Skin Picking zu fokussieren. Die Konzentration auf vermeintliche Defizite kann, wie wir alle erfahren haben, zu weiteren Knibbel-Sessions führen. Um von Skin Picking loszukommen, ist es auch wichtig, mal aus dem eigenen Gedankenbrei herauszukommen. Und auch dabei kann eine Selbsthilfegruppe enorm helfen.

4. Unsere Heldinnen: Christina Pearson, Sarah Robertson, Angela Hartlin

„Irgendwann habe ich ‚zwanghaft an der eigenen Haut knibbeln' gegoogelt. Erst dadurch erfuhr ich von Skin Picking." Das hören wir in der Selbsthilfegruppe immer wieder.

Als die US-Amerikanerin Christina Pearson Ende der 1980er Jahre verzweifelte, weil sie immer wieder ihre Haare ausrupfte, an ihrer

Gesichtshaut herumdrückte und es einfach nicht stoppen konnte, gab es noch kein Internet. (1) Und auch keine allgemein zugängliche Literatur, aus der sie hätte erfahren können, dass sie unter Trichotillomanie und Dermatillomanie litt. An psychischen Störungen also. Dass sie nicht die einzige Betroffene war und dass sie nicht disziplinlos und dumm war.

So gut wie niemand wusste das vor etwa 30 Jahren. Und den Wenigen, die das Wissen hatten, standen nicht die heutigen medialen Möglichkeiten zur Verfügung, es zu verbreiten. Dass wir heute so viel vertrauter sind mit „body-focused repetitive behaviors" (BFRBs, zu Deutsch ungefähr „körperbezogene, sich wiederholende Verhaltensweisen"), ist zum Gutteil das Verdienst von Christina Pearson. Sie gründete im Jahr 1991 das „Trichotillomania Learning Center" (TLC) in Kalifornien, die erste und lange Zeit einzige Institution, die es sich zum Ziel gemacht hat, betroffenen Hair-pullern und Skin-pickern beizustehen.

Von Trich zum Alkoholismus

Pearson hatte in der Highschool mit dem Haarereißen angefangen, wenig später kam auch Skin Picking hinzu. Ein Psychologe ordnete an, sie von der Schule zu nehmen. Das entlastete sie kurzfristig, doch das Reißen blieb. Pearson wurde depressiv. Sie verzweifelte so sehr an ihren Zwängen, dass sie anfing, zum Druckabbau Alkohol zu trinken. Diese „Selbstmedikation" führte sie in den Alkoholismus. Doch sie gab nicht auf, machte einen Entzug, ging in Therapie. Ihre Therapeutin hatte allerdings noch nie etwas von Trichotillomanie oder Skin Picking gehört und gab sich auch keinerlei Mühe, etwas daüber herauszufinden.

Ein Anruf, der alles veränderte

Eines Abends – zu dieser Zeit war Pearson Anfang 30 und riss so stark, dass 40 Prozent des Kopfhaares fehlten – rief ihre Mutter an. Ein Telefonat, das ein ganzes Leben änderte: Die Mutter hatte am Abend zuvor eine Radiosendung über Zwangserkrankungen gehört und berichtete ihrer Tochter, dass auch von zwanghaftem Haareausreißen die Rede war, der Trichotillomanie. „Nicht nur, dass ich nicht alleine war", erinnert sich Pearson: „Ich fand heraus, dass es buchstäblich Millionen gab, die in aller Stille litten und gegen den gleichen Zwang ankämpften wie ich!"

Von da an habe sich ihre gesamte Weltsicht umgestaltet. „Ich nahm Kontakt zu anderen auf, erzählte von meinen Erfahrungen." Pearson suchte sich einen Therapeuten, der auf Zwangserkrankungen spezialisiert war. Mit Hilfe von Therapie und Medikation (erst Prozac, später Zoloft) schaffte sie es, ihr Haareziehen in den Griff zu kriegen. „Das Freiheitsgefühl war unglaublich."

1991: Gründung des TLC

Mit dieser neuen Freiheit wuchs auch Pearsons Energie und Motivation, sich für ihre LeidensgenossInnen einzusetzen. Das von ihr gegründete Trichotillomania Learning Center (TLC) in Kalifornien ist eine gemeinnützige Organisation, die sich der Aufklärung über Trichotillomanie, Dermatillomanie und andere körperbezogene destruktive Verhaltensweisen widmet. Das Center verfolgt einen dreifachen Ansatz: Hilfe für Betroffene, Fortbildung für Fachkräfte und Unterstützung der Forschung. Zum 25-jährigen Bestehen benannte sich das TLC 2016 um in „TLC Foundation for body-focused repetitive behaviors" – ein weiter gefasster Begriff für gleichartige psychische Störungen.

Pearsons mutiger Gang an die Öffentlichkeit fand einige Jahre später eine Nachahmerin in Kanada: eine junge Frau aus Toronto, Sarah Robertson, gründete 2013 die Non-Profit-Organisation „Canadian BFRB Support Network" (CBSN). Vorangegangen war eine zehnjährige Leidensgeschichte mit Trichotillomanie. Robertson initiierte den „volunteer run", um Geld für ihre Organisation zu sammeln und BFRBs bekannter zu machen. (Ein volunteer run ist so etwas wie bei uns die sogenannten Sponsorenläufe: Man nimmt an einem öffentlichen Lauf für den guten Zweck teil und vereinbart vorher mit Freunden und Bekannten einen festen Geldbetrag als Spende für jeden Kilometer, den man gelaufen ist.) Auch das CBSN widmet sich der Unterstützung und Aufklärung von Betroffenen. „Ursprünglich war CBSN nur die einfache Idee, andere Menschen zu treffen, die an der gleichen Erkrankung leiden wie ich", sagt Sarah Robertson 2014. „Bis zum letzten Jahr hatte ich nie jemanden getroffen, der auch seine Haare ausreißt. Heute habe ich Hunderte von ihnen getroffen, und das hat mein Leben stark beeinflusst."

Innerhalb gut eines Jahres gründete das CBSN allein 15 Selbsthilfegruppen in Kanada. „Ich glaube, Selbsthilfegruppentreffen sind der beste Weg zur Heilung und um dich mit einem unterstützenden Netzwerk zu verbinden", sagt Pearson.

Angela Hartlin: Von der Einzelkämpferin zur Aktivistin

Im Jahr 2008 macht sich Angela Hartlin (3), ebenfalls Kanadierin, auf den Weg, ihr schweres Skin Picking zu verstehen. Mit 13 hatte es bei ihr begonnen, schwere Depressionen kamen hinzu. Eine Odyssee durch verschiedenste Therapiepraxen begann – niemand konnte ihr helfen. Mit Anfang 20 setzte sie sich an den Computer und schrieb ein digitales Tagebuch: „Forever marked". Über Online-Foren lernte sie Menschen kennen, die sehr ähnliche Probleme hatten, und ließ sie ihre Einträge lesen. Danach dauerte es nicht mehr lange, bis sie ahnte, dass Tausende unter den gleichen Problemen litten wie sie.

2010 brachte sie ihr Tagebuch in gedruckter Form heraus (siehe „Literaturtipps“ im Anhang). Damit gab Angela Hartlin Skin Picking zum ersten Mal einen Namen – und ein Gesicht. „Don't suffer in silence“ (leide nicht im Stillen) wurde ihre Devise. Sie suchte die Öffentlichkeit, trat im Fernsehen auf.

Im Tüllkleid mit blutroten Beinen

Doch das allein wäre noch keine Erklärung für ihren Ruhm. Für viele Betroffene sind vor allem ihre Social-Media-Posts eine Offenbarung. „Angie“ zeigt sich auf Fotos, hat sich sogar in Model-Pose ablichten lassen – im Tüllkleid mit blutroten, über und über zerkratzten Beinen. Stell dir vor, du versuchst dein Leben lang deine Wunden zu verstecken. Und dann kommt eine junge Frau daher und zeigt sie ganz frech! „Das Modeln war sehr befreiend für mich“, schreibt sie auf Facebook. Befreiend auch für Tausende, die das lesen.

Seit einigen Jahren arbeitet Angela Hartlin mit dem CBSN und dem TLC zusammen, koordiniert kanadische Selbsthilfegruppen. Trotz ihrer wichtigen Rolle in der Szene schaffte sie es nie, ihr eigenes Skin Picking zu besiegen: Die vielen erfolglosen Therapieversuche frustrierten sie so sehr, dass sie schon aufgeben wollte.

Auf dem Weg der Heilung

Doch 2015 kontaktierte Angela Hartlin eine Spezialistin auf dem Gebiet der boby-focused repetitive behaviors, die US-Amerikanerin Dr. Karen Pickett. Und anscheinend geschah tatsächlich so etwas wie ein Wunder: Nach nur dreimal vier Therapiesitzungen war ihr Skin Picking fast verschwunden. Für Angela Hartlin Ansporn genug, eines ihrer Hauptanliegen mit neuer Energie weiterzuverfolgen: Wir brauchen mehr qualifizierte Therapeuten! Seit Jahren sucht sie nach einem Verlag, um ein Buch über ihren Heilungsprozess zu veröffentlichen.

5. Tipps gegens Knibbeln, Drücken und Piddeln

Kein Selbsthilfebuch ohne Tipps und Tricks! Hier eine Sammlung der interessantesten Ideen aus der Selbsthilfegruppe und dem Skin Picking Forum. Dazu muss man sagen: Die Liste ist bei weitem nicht vollständig und nicht jeder Tipp hilft jedem. Finde selbst heraus, was dir guttut. Wenn nichts hiervon dich weiterbringt: Tausche dich mit anderen Betroffenen aus und werde kreativ! Denn nur du selbst weißt, was dir wirklich hilft.

Finger beschäftigen

„Ich habe einen großen Stein aus einer Kette, der immer an meinem Schreibtisch herumliegt. Gerade wenn ich versuche etwas zu lernen, wandern meine Hände schnell ins Gesicht. Heute habe ich zwei Bänder an dem Stein befestigt, so dass ich ihn einfach an der linken Hand an den Fingern befestigen kann. Damit kann ich immer noch tippen, aber Stifte etc. halte ich meist rechts, und links schaut auch viel schlimmer aus."

„Während ich nachdenke, grüble oder lerne, kratze ich gerne unterbewusst. Dagegen eignet sich Fingerspielzeug ziemlich gut. Ich habe Qi-Gong-Kugeln bestellt."

Selbsterkenntnis

„Gedichte schreiben oder Tagebuch führen, um die eigenen Gedanken zu ordnen. Sie kreisen einem dann nicht ständig alle im Kopf herum."

„Ich bin gerade in psychologischer Behandlung. Zwar ist meine Psychologin nicht darauf spezialisiert, aber wir gehen meine ganze Biografie durch und sie ist auch spezialisiert auf Verhaltenstherapie und

Entspannungsverfahren. Das Wichtigste ist, dass die Chemie stimmt. Ich fühl' mich bei ihr wohl, und das hat mir schon ziemlich viel geholfen, da ich immer alles mit mir selbst ausgemacht habe und meine Gefühle runtergeschluckt habe."

„Erfolge dokumentieren, zum Beispiel: Für jeden Tag, an dem du nicht (oder nur wenig) geknibbelt hast, klebst du dir ein Sternchen in deinen Kalender."

Sich anderen anvertrauen

„Mit einer Freundin zusammen Skin Picking stoppen: funktioniert besser als für mich alleine kämpfen! Unser Motto: ‚Nicht gucken, nicht fühlen, nicht anfassen'. Wir tauschen uns jeden Tag aus über WhatsApp: Haben wir es heute geschafft ohne Skin Picking? Wenn nicht: Was war der Auslöser für die Picking-Attacke in dem Moment? Bevor man sich an dieses Projekt herantraut, sollte man sich aber fragen: Habe ich zurzeit so viel mentale Stärke, dass ich damit überhaupt anfangen kann? Und man sollte sich einen Partner aussuchen, der ungefähr gleich schwer von Skin Picking betroffen ist – damit man sich keinen Frust holt, wenn der andere viel öfter einen Tag ohne Knibbeln schafft als man selbst. Wenn man es geschafft hat: ruhig eine Belohnung gönnen, zum Beispiel einen Kaffee trinken oder ein Eis essen gehen, Modeschmuck kaufen, eine Massage. Wem ein ganzer Tag ein zu langer Zeitraum ist, der kann auch kürzere Etappen wählen, zum Beispiel: bis Mittag/ bis zum Schlafengehen."

„Eine Vertrauensperson einweihen. Es fällt einem eine riesige Last vom Herzen. Auch wenn ihr viel zu große Scham empfindet oder Angst habt, dass die Person verständnislos reagiert. Es tut so gut, mit jemanden drüber zu reden. Bringt es ihr nahe, erklärt ihr es."

Eine Selbsthilfegruppe besuchen oder selbst gründen

„Sich an Online-Foren beteiligen. Es tut gut, Betroffenen zu schreiben, sich auszutauschen, sich zu motivieren, zu trösten und so weiter. Vielleicht suchst du dir über das Forum ja auch eine Vertrauensperson ungefähr in deinem Alter, die ebenfalls davon betroffen ist. Das habe ich persönlich gemacht."

Knibbeln technisch verhindern

„Acryl- oder Gelnägel. Das Beste, was ich je gemacht habe! Es gibt sie in vielen Formen und Variationen. Bei mir sehen sie aus, als wären es meine eigenen, in ovaler Form, nur mit Nagellack lackiert. Die 50 Euro waren eine lohnende Investition, weil:

- Ich kann nicht richtig drücken, da die Nägel dicker sind als normale Nägel. Außerdem ist es ziemlich ungewohnt.
- Beim Kratzen spüre ich nichts mehr, da meine Nägel jetzt viel länger sind. Der Nagel ist ja quasi taub, da es ja nicht mein richtiger ist.
- Das heißt, ich taste nicht mehr ständig die Haut ab auf der Suche nach Unebenheiten, da ich sie sowieso nicht mehr spüre.
- Wenn durch das Zupfen Druck auf die Nägel kommt, gibt es unter dem Gelnagel so ein ganz eklig flaues Gefühl. Bei noch mehr Druck wird es zu einem unangenehmen Schmerz – da macht es gar keinen Spaß mehr zu drücken.

Allerdings: Man muss vorsichtig mit Gelnägeln umgehen und darf sie nicht als Werkzeug benutzen."

„Handschuhe tragen – es gibt zum Beispiel dünne Baumwollhandschuhe, in denen man nicht so schnell schwitzt (Drogerie, Apotheke)."

„Bei mir ist der Drang in der Nacht, wenn ich wach bin, immer am größten gewesen. Seit zirka sechs Wochen klebe ich mir die Fingerspitzen mit Pflastern ab. Anfangs war der Drang sehr groß, und ich war oft kurz davor, mir die Pflaster von den Fingern zu reißen. Mittlerweile ist der Drang fast weg, und ich werde es bald ohne Pflaster probieren. Also ich glaube schon, dass es was bringt, sich abzulenken oder die Finger zu beschäftigen. Es dauert halt vielleicht etwas länger."

„Handcreme benutzen macht die Finger zu schmierig, um richtig knibbeln zu können. Damit ist auch der Entspannungseffekt dahin, denn es funktioniert ja nicht richtig. Oder direkt die bearbeitete Stelle eincremen."

Trigger vermeiden (Impulskontrolle)

„Ich habe sämtliche Kosmetik- und Taschenspiegel verbannt. Auch den Spiegel aus meinem eigenen Bad. In meinem Stockwerk sind alle Spiegel weg, unten bei meinen Eltern sind zurzeit auch alle Spiegel vor mir in Sicherheit gebracht. Sogar die Bäder sind vor mir abgeschlossen. Das heißt, ich bekomme nur einen Spiegel, wenn ich mich zum Beispiel schminken will."

„Timer im Handy/ Wecker stellen, damit man nicht zu lange im Bad ist"

Abschreckungstaktik

„Als Motivation kannst du dir überall, wo du willst, Bilder hinhängen. Bilder mit guter Haut und Bilder nach einer Attacke. Zum Beispiel an den Badezimmerspiegel, übers Bett oder als Handyhintergrund – Hauptsache es hilft DIR."

„Überall Zettel hinhängen. Entweder mit motivierenden Sprüchen oder mit Sachen wie FINGER WEG oder NICHT DRÜCKEN!"

„Stoppzeichen setzen: Sobald ich merke, was ich da tue, muss ich mich entscheiden, ob ich weitermachen oder aufhören will. Oft höre ich dann eine innere Stimme, die mich drängt, diese eine Stelle noch eben fertig zu machen. Und wie ihr wisst, sieht das Ergebnis im Allgemeinen desaströs aus. Manchmal hilft es mir, innerlich laut Stop! zu rufen und gerade in solchen Momenten die angeknibbelte Stelle genau zu betrachten. Nach einiger Zeit (einer oder mehreren Minuten) lässt der Knibbel-Impuls nach."

Sich selbst was Gutes tun

„Sonne und Solarium: umstrittenes Thema, weil Sonnenbaden Hautkrebs auslösen soll. Aber mir hat es gutgetan. Ich habe davon reinere Haut bekommen, das heißt, die Ursache zum Drücken oder Kratzen wurde vermindert. Die Narben und Flecken wurden weniger, die Haut brauner. Es stärkt das Selbstwertgefühl, sieht auch gesünder aus, und man fühlt sich wohler."

„Ein heißes Bad nehmen und sich anschließend eincremen."
„Musik machen"
„Gartenarbeit oder handwerkliche Tätigkeiten"
„Tiere streicheln"
„Tanzen (einfach so für mich) oder mit Sport auspowern"

Entspannung lernen

„Entspannungsmethoden wie autogenes Training und progressive Muskelentspannung nach Jacobsen: Mir hat es schon ziemlich viel geholfen, meinen eigenen Körper zu spüren. Man lernt, wie man mit schwierigen Stresssituationen umgeht, ohne gleich zu drücken. Und wie man sich entspannt, anstatt zu drücken oder kratzen."

Bewusstmachung

„Bevor ich ins Bad gehe, stelle ich mir die genauen Abläufe vor, insbesondere den Blick in den Spiegel und dass ich dabei Pickel und Mitesser sehe (die, wie gesagt, anderen Menschen vermutlich überhaupt nicht auffallen würden). Dann stelle ich mir genau vor, dass ich NICHT daran rumkratze und quetsche. Als Reaktion folgt meistens starke Anspannung in der Nackenmuskulatur, erhöhter Puls/Herzschlag, schnelle Atmung, manchmal sogar Schweißausbruch. Ich versuche, diese körperlichen Erscheinungen in Worte zu fassen und möglichst laut auszuformulieren. Wichtig dabei ist, die körperlichen Reaktionen und Emotionen, die ich dabei habe, lediglich zu beschreiben, nicht zu begründen. Es geht um Achtsamkeit und darum, ein Bewusstsein für die eigenen Gefühle zu entwickeln. Meistens schwächen sie sich dabei schon von selbst ab. Ich merke also, dass ich die Anspannung auch anders abbauen kann, nämlich nicht durch knibbeln, sondern indem ich versuche, meine Gefühle tatsächlich zu fühlen und klar zu benennen. Wenn die Anspannung nachlässt, sage ich mir, dass ich das Badezimmer verlassen kann und werde, ohne an meinem Gesicht herumgequetscht zu haben. (Diese Übung lässt sich auch gut mit Entspannungstechniken kombinieren.)"

„Daran denken, dass jemand enttäuscht ist (sein Gesichtsausdruck), wenn man es tut (oder man selbst)."

„Die Dinge klar beim Namen nennen. Denn nur das, was ich kenne, kann ich bekämpfen."

„Das Skin Picking nicht als Teil meiner selbst ansehen, sondern als ein Monster, gegen das man kämpft. So kann man dem Monster richtig „in die Fresse hauen“: Man kämpft gegen die Krankheit (= das Monster), nicht gegen sich selbst.“

Habit Reversal Training: Dabei geht es darum, sich sofort zu unterbrechen, wenn man merkt, dass man gerade knibbelt, und statt weiter zu knibbeln, sofort ein Alternativverhalten auszuüben. Das soll ein Verhalten sein, das ganz anders als Skin Picking ist und sich nicht damit vereinbaren lässt. Dieses Training muss man länger durchhalten, um Erfolge zu sehen. Eine genauere Erklärung, wie es funktioniert, gibt es im Internet (1).

Danksagung

Ich danke allen von Herzen, die bereit waren, ihre Geschichten und Bilder in diesem Buch zu veröffentlichen – ob mit Pseudonym oder namentlich erkennbar. Eure Offenheit und eure starken Beiträge machen es möglich, dass sich andere verstanden fühlen, Mut fassen und sich aus ihrer Opferrolle befreien.

An diesem Buch haben besonders großen Anteil: Barbara Schubert und Kathrin Volkmann.

Barbara Schubert aus Frankfurt nahm kurz nach Gründung der Selbsthilfegruppe Kontakt mit mir auf. Als Heilpraktikerin für Psychotherapie ist sie auf die therapeutische Arbeit mit Skin Pickern spezialisiert. Sie war diejenige, die auf die Idee kam, ein Buch über Skin Picking aus Sicht der Betroffenen zu schreiben. Barbara Schubert hat mich nicht nur bei den ersten Schritten zum Buch hin unterstützt und zwei Kapitel beigesteuert. Sie war auch immer wieder eine wichtige Beraterin, wenn Verhandlungen mit den Verlagen schwierig wurden. Von ihren Klientinnen stammen eine Geschichte und einige der Bilder in diesem Buch.

Kathrin Volkmann bin ich dankbar, weil sie es auf sich nahm, dieses Manuskript zu lektorieren und mehr als einmal zu redigieren. Sie ist professionelle Lektorin und hat diese mühselige Kleinarbeit kostenlos übernommen. Ich bewundere ihre Stilsicherheit und Geduld.

Vielen vielen Dank! Ingrid Bäumer

Selbsthilfegruppen

Bundesweite Online-Gruppe

- Die Online-Selbsthilfegruppe für Skin Picking, Trichotillomanie und andere BFRBs wird von der Selbsthilfegruppe Köln und dem Skin Picking und Trichotillomanie e. V. organisiert. Die Gruppe steht allen Interessierten offen. Wer teilnehmen möchte, schreibt einfach eine Mail mit seinem Wunschtermin an bfrb.koeln@gmail.com und erhält dann einen Einladungslink mit Anleitung zur Teilnahme. Bitte beachten: Da die Mails nicht täglich abgerufen werden, sollte der Wunschtermin mindestens eine Woche in der Zukunft liegen.

Berlin

- Selbsthilfegruppe Skin Picking: Bitte richtet eure Anfrage an folgende E-Mail-Adresse: selbsthilfe.skinpicking@gmail.com.
- Selbthilfegruppe Skin Picking (englischsprachig): Die internationale Selbsthilfegruppe hat diese Kontaktadresse: skinpicking.berlin@gmail.com.
- Selbsthilfegruppe Trichotillomanie in Charlottenburg-Wilmersdorf: E-Mail an: trich.shg.berlin@web.de.

Bochum

- Selbsthilfegruppe für Skin Picking, Trichotillomanie und andere BFRBs. Anmeldung über die Selbsthilfe-Kontaktstelle: selbsthilfe-bochum@paritaet-nrw.org.

Essen

- Selbsthilfegruppe für Skin Picking, Trichotillomanie und andere BFRBs. Kontakt: skinpicking.ruhrgebiet@gmail.com.

Frankfurt

- Die Selbsthilfegruppe Skin Picking und Trichotillomanie ist erreichbar unter www.sptt-frankfurt.de und/oder über die Kontaktperson „Sybille“ per E-Mail: ratiram1@aol.com.

Freiburg

- Selbsthilfegruppe für Skin Picking. Bei Interesse bitte an selbsthilfe@pari taet-freiburg.de wenden.

Hamburg

- Online-Gruppe für Trichotillomanie: Antonia Peters (DGZ, Infostelle Trichotillomanie) bietet Online-Treffen zum Thema Trichotillomanie an. Für mehr Infos bitte an diese Adresse schreiben: TrichoHH@t-online.de.

Hannover

- Selbsthilfegruppe für Skin Picking, Trichotillomanie & Co. Kontakt: bfrb.hannover@gmail.com. Weiterführende Infos: https://www.kibis-hannover.de/index.php?id=991&uid=350148.

Köln

- Die Selbsthilfegruppe Köln gehört zum Skin Picking und Trichotillomanie e. V. Die Treffen finden an jedem 3. Montag eines Monats um 19 Uhr im gesundheitsladen Köln, Steinkopfstraße 2, statt. Bitte erkundige dich vorher unter bfrb.koeln@gmail.com, ob das Treffen stattfindet. Weitere Informationen zur Kölner Gruppe und dem Ablauf der Treffen: https://www.bfrbs.de/hilfe/shg-koeln.

München

- Die BFRB Selbsthilfe München bietet einen geschützten Raum, in dem sich Betroffene verschiedener BFRBs (body-focused repetitive behaviors) wie Skin Picking, Hair Pulling, Nägelkauen, Wangenbeißen usw. austauschen und gegenseitig unterstützen. Kontakt über die Internetseite: www.shz.muenchen.de. Dort findest du die Gruppe über die Gruppensuche.

Leipzig

- Eine Gruppe für Skin Picking, aber auch Betroffene mit anderen BFRBs. Meldet euch unter: skinpickingleipzig@gmail.com.

Schwerin

- Selbsthilfegruppe für Impulskontrollstörungen (darunter fallen hier auch Skin Picking und Trichotillomanie). Die Treffen finden an jedem 1. und 3. Montag von 17:00 bis 18:30 Uhr in der KISS Schwerin, Spieltordamm 9, statt.

Stuttgart

- Selbsthilfegruppe Skin Picking, Trichotillomnie, Nägelkauen und Co.: Treffen an jedem 4. Donnerstag des Monats. Kontakt über: info@kiss-stuttgart.de. Mehr Infos: Kiss Stuttgart.

Thun (Schweiz)

- Selbsthilfegruppe „Skin Picking und Trichotillomanie", Kontakt über: info@selbsthilfe-be.ch.

Zürich (Schweiz)

- Selbsthilfegruppe „Impulskontrollstörungen" (also auch Trichotillomanie, Onychophagie etc.), Informationen und Kontakt über Selbsthilfe Zürich, info@selbsthilfezuerich.ch und die Website www.selbsthilfezuerich.ch.

Literatur-Tipps

Deutschsprachig

Selbsthilfebuch von namhaften US-SpezialistInnen zum Thema:

Ruth Goldfinger Golomb, Charles S. Manuento, Sherrie Mansfield Vavrichek: Endlich frei von zwanghaftem Knibbeln. Sich wieder wohlfühlen in der eigenen Haut – Selbsthilfe bei Skin Picking und Hair Pulling. Kösel 2021

In diesem Buch haben die MacherInnen der erfolgreichen und kostenlosen deutschen Online-Selbsthilfe-Anwendung „knibbelstopp.de“ ihr Wissen zusammengefasst:

Linda M. Mehrmann, Alexander L. Gerlach: Ratgeber Skin Picking. Hilfe bei Dermatllomanie. Springer 2020

Das erste Buch über Skin Picking auf Deutsch. Für Betroffene – empfehlenswert!

Katharina Vollmeyer (Autorin), Susanne Fricke (Autorin): Die eigene Haut retten: Hilfe bei Skin Picking. Balance 2012

Inspirationsquelle, selbst ein Buch über Skin Picking zu schreiben, war dieses Buch über Trichotillomanie aus Sicht von Betroffenen. „Trich“ ist dem Skin Picking sehr ähnlich.

Antonia Peters (Herausgeber): Trichotillomanie: Fragen und Antworten zum zwanghaften Haare ausreißen. Pabst 2008. Neuauflage in Vorbereitung (Stand Sommer 2019)

Englischsprachig

Sehr schönes Arbeitsbuch von Expertinnen für BFRB-Betroffene:

Deibler, Marla, Reinardy, Renae: The BFRB Recovery Workbook: Effective Recovery from Hair Pulling, Skin Picking, Nail Biting, and other Body-Focused Repetitive Behaviors. Amazon 2023

Gut gemacht: Geschichten von Betroffenen und künstlerisch gestaltete Fotos, die sich mit Skin Picking auseinandersetzen. Eine Inspiration zu diesem Buch.

Laura Barton (Autor): Project Dermatillomania: The Stories Behind Our Scars. Amazon 2014

Die Autorin Annette Pasternak ist selbst eine Betroffene, die ihren Weg gefunden hat, mit Skin Picking umzugehen. Um anderen dabei zu helfen, wurde sie Therapeutin.

Annette Pasternak Ph.D. (Autorin), Tammy Fletcher M.A. (Mitwirkende): Skin Picking: The Freedom to Finally Stop. Amazon 2014

Angela Hartlin ist DIE Skin-Picking-Aktivistin überhaupt. Als erste hat sie dem Leiden ein Gesicht gegeben und damit Tausenden von Menschen geholfen. Dieses Tagebuch war der erste Schritt.

Angela Hartlin: Forever Marked: A Dermatillomania Diary (Englisch). Lulu 2010

Über Angela Hartlin gibt es auch eine 2016 erschienene Video-Dokumentation:

Scars of Shame, 45 Minuten, Regisseurin: Lisa Heyden, erhältlich auf DVD via Amazon oder Ebay.

Dies Buch ist eine sehr nett geschriebene und illustrierte Anleitung für Kinder, um „schlechte Angewohnheiten" wie Nagelbeißen, Haare ausreißen und Skin Picking loszuwerden. Auch für Erwachsene geeignet!

Dawn Huebner (Autorin), Bonnie Matthews (Illustratorin): What to Do When Bad Habits Take Hold: A Kid's Guide to Overcoming Nail Biting and More. Magination 2008

Web-Tipps

Deutschsprachig

Webpräsenz des 2023 gegründeten Vereins „Skin Picking und Trichotillomanie e. V." mit vielen Infos, Ressourcen und Adressen:

www.bfrbs.de

Kostenlos zugängliches Online-Selbsthilfeprogramm mit wissenschaftlich nachgewiesener Wirksamkeit:

www.knibbelstopp.de

Webpräsenz von Dr. Christina Gallinat, Gründerin und Leiterin der BFRB-Ambulanz Heidelberg mit vielen nützlichen Informationen:

www.skinpicking-trichotillomanie.de

Umfangreiches Selbsthilfe-Angebot bei BFRBs in Zusammenarbeit mit der Universitätsklinik Hamburg-Eppendorf. Ohne Anmeldung zugänglich:

www.tricks-gegen-ticks.de

Therapeutisches Angebot von Barbara Schubert, die auch an diesem Buch mitgeschrieben hat, speziell für Skin Picker:

http://bs-coaching-therapy.com/skin-pickingdermatillomanie

Blog von Jacqueline, die in diesem Buch ihre Geschichte erzählt hat:

http://mein-leben-mit-skinpicking.blogspot.de/

Informationen der Deutschen Gesellschaft Zwangserkrankungen zum Thema Trichotillomanie:

https://www.zwaenge.de/spektrum/trichtillomanie/

Englischsprachig

Website mit Forum und Blog, die auch ein (kostenpflichtiges) Online-Therapieprogramm anbietet
http://www.skinpick.com

Kostenlose Online-Mediationen des OCD Center of Los Angeles bei Skin Picking
http://ocdla.com/skin-picking-dermatillomania-trichotillomania-reflections

Website der kanadischen Skin-Picking-Aktivistin Angela Hartlin
http://www.skinpickingsupport.com/

Internetpräsenz der TLC Foundation for body-focused repetitive behaviors:
https://www.bfrb.org/

Annette Pasternak, Buchautorin und „Stop Skin Picking Coach", veröffentlicht regelmäßig Neues zum Thema auf ihrer Website:
http://www.stopskinpickingcoach.com/

Auf Youtube: Der „Talk Therapy Channel" der Therapeutin Tammy Fletcher bringt immer mal wieder neue Videos zum Thema Skin Picking/Trich und Co.:
https://www.youtube.com/user/TalkTherapyChannel

Webpräsenz der Nonprofit-Organisation „BFRB Changemakers":
www.bfrbchangemakers.org

Instagram-Tipps

Dr. Christina Gallinat informiert über BFRBs in ihrem Podcast. Auf Instagram teilt sie Updates, z. B., wenn es eine neue Podcast-Folge gibt oder andere Neuigkeiten:
@bfrb.care

Kanal der BFRB-Selbsthilfegruppe Essen:
@skinpicking.ruhrgebiet

Bloggerin Jacqueline setzt sich auch anhand von künstlerisch gestalteten Fotos mit Skin Picking auseinander:
@jacqueline.sknpckng

Kanal der TLC Foundation for BFRBs:
@tlcbfrb

Die BFRB Changemakers auf Instagram:
@bfrbchangemakers

Die BFRB-Aktivistin Angela Hartlin und ihr Supportnetzwerk sind hier zu finden: *@skinpickingsupport.de*

Julia Röseler ist eine Coach mit vielen hilfreichen Posts zu BFRBs: *@skinsideout.byjulia*

Quellenangaben

Teil A: Daten, Fakten und Definitionen

Was ist Skin Picking?

1. Zur Wirkung der beschriebenen Drogen und Medikamente siehe die Studie von Neziroglu, F., & Mancebo, M. (2001): Skin picking as a form of self-injurious behavior. Psychiatric Annals, 31, 549–555.

Zahlen, Daten, Fakten

1. Keuthen, N.J., Deckersbach, T., Wilhelm, S., Hale, E., Fraim, C., Baer, L., O'Sullivan, R.L. & Serpe, R.T. (2010): The prevalence of pathologic skin picking in US adults. Comprehensive Psychiatry, 51, Seiten 183–186
2. Hayes, S.L., Storch, E.A. & Berlanga, L. (2009): Skin picking behaviors: An examination of the prevalence and severity in a community sample. Journal of Anxiety Disorders, 23, Seiten 314–319
3. Odlaug, B.L. & Grant, J.E. (2012): Pathological skin picking. In „Trichotillomania, skin picking & other body-focused repetitive behaviors", Arlington, VA: American Psychiatric Publishing, Seiten 21–41
4. Bohne, A., Wilhelm, S, Keuten, N.J., Baer, L. & Jenike, M. (2002): Skin picking in German Students. Behavior Modification, 26, Seiten 320–339
5. Odlaug, B.L., Grant, J.E. (September 2010): „Pathologic skin picking". Am J Drug Alcohol Abuse 36 (5): Seiten 296–303
6. Grant, J.E., Mancebo, M.C., Eisen, J.L. & Rasmussen, S.A. (2010): Impulse-control disorders in children with obsessive compulsive disorder, Psychiatry Research, 175, Seiten 109–113; Grant, J.E., Mancebo, M.C., Pinto, A., Eisen, J.L. & Rasmussen, S.A. (2006): Impulse control disorders in adults with obsessive compulsive disorder. Journal of Psychiatric Research, 40, Seiten 494–501
7. Grant, J.E., Menard, W. & Phillips, K.A. (2006): Pathological skin picking in individuals with body dysmorphic disorder. General Hospital Psychiatry, 28, Seiten 487–493;Brian L. Odlaug, Katherine Lust, Liana R.N. Schreiber, Gary Christenson, Jon E. Grant: Skin picking disorder in university students: health correlates and gender differences; General Hospital Psychiatry, Volume 35, Issue 2, March-April 2013, Seiten 168–173.
8. Grant, J.E. & Odlaug, B.L. (2010): Update on pathological skin picking. Current Psychiatry Reports, II, Seiten 283–288

9. Schmidt, Franziska (unveröffentlichte Diplomarbeit, Universität Hamburg), 2012: Die Haut als Spiegel der Seele – Skin Picking bei Psychologiestudierenden, Seite 27
10. Lang, R., Didden, R., Machalicek, W., et al. (2010). „Behavioral treatment of chronic skin-picking in individuals with developmental disabilities: a systematic review". Res Dev Disabil 31 (2): Seiten 304–15
11. Interview Spiegel Online, http://www.spiegel.de/gesundheit/diagnose/pickel-hautunreinheiten-vorbeugen-und-behandeln-a-863114.html

BFRBs

1. Webseite: http://www.skinpickingsupport.com/about/body-focused-repetitive-behaviors-bfrbs/
2. Angela Hartlin „Forever Marked. A Dermatillomania Diary." 2009
3. Webseite: http://angelahartlin.tumblr.com/post/95200590887/i-do-not-agree-with-merging-all-bfrbs-together
4. Skin picking in German Students: Prevalence, phenomenology, and associated characteristics. Bohne, A., Wilhelm, S., Keuthen, N.J., Baer, L., & Jenike, M.A. Behavior Modification, 2002 26, 320–339.
5. Body-Focused Repetitive Behavior Problems: Prevalence in A Nonreferred Population and Differences in Perceived Somatic Activity. Ellen J. Teng, Douglas W. Woods, Michael P. Twohig and Brook A. Marcks. InBehavior Modification 2002 26: 340–360.
6. Webseite: http://www.meine-haut.blogspot.de/2014/09/gefahrlich-und-oft-mit-skin-picking.html

Teil D: Selbsthilfe

Dein Freund Skin Picking

1. Bohne, A., Wilhelm, S., Keuthen, N.J., Baer, L., Jenike, M.A.: Skin Picking in German students. Prevalence, phenomenology, and associated characteristics. In: Behaviour Modification, 2002 Jul;26(3):320–39.
2. Infomation über EMDR bei Wikipedia: https://de.wikipedia.org/wiki/Eye_Movement_Desensitization_and_Reprocessing – EMDR wird darüber hinaus auch in der Behandlung bei Zwangs- und Angststörungen, Phobien, substanzgebundenen Süchten (Alkohol, Nikotin, Drogen etc.), psychosomatischen Störungen und Schmerzzuständen eingesetzt.
3. http://de.wikipedia.org.wiki/Eisbergmodell
4. Gerhardt Roth, Universität Bremen, Ausschnitt aus dem Artikel „Die Macht des Unbewussten ist gewaltig" aus ‚Die Welt' vom 20.03.2009. Link: http://www.welt.de/wissenschaft/article3411612/Die-heimliche-Macht-des-Unbewussten.html – Weitere Informationen zum Thema über das Verhältnis Un-

terbewusstsein versus Bewusstsein und deren Auswirkungen lassen sich im Buch von David Eagleman „Incognito – the hottest thing in Neuroscience" nachlesen.

Unsere Heldinnen

1. Christina Sophia Pearson: Pearls: Meditations on recovery from hair pulling and skin picking. Createspace, 2010
2. Webseite: https://www.guelphhumber.ca/news/sarah-robertson-wants-you-know-her-story-you%E2%80%99ve-probably-never-heard-it
3. Angela Hartlin: Website http://www.skinpickingsupport.com/

Tipps

1. http://www.skin-picking.de/downloads/habit-reversal/